Akupressur für jeden

ECON Ratgeber

Hans Ewald

Akupressur für Jeden

ETB
ECON Taschenbuch Verlag

Graphische Zeichnungen von Rudolph Semph
Fotos von Alexander Enger

2. Auflage 1985

Aktualisierte Ausgabe
ECON Taschenbuch Verlag GmbH, Düsseldorf
Lizenzausgabe Juni 1984

Umschlagentwurf: Ludwig Kaiser
Titelfoto: Krista Boll, Michael Fiala
Druck und Bindearbeiten: Ebner Ulm
Printed in Germany
ISBN 3 612 20020 8

Akupressur – Hilfe durch Fingerdruck

Der Siegeszug der Akupunktur, der chinesischen Heilweise mit Hilfe goldener Nadeln, ist unvergessen. Millionen Menschen hat die fünftausend Jahre alte Methode Schmerzfreiheit und Heilung gebracht. Jetzt kommt aus China eine zweite Heilmethode: Akupressur.

Akupressur heilt mit Fingerdruck!

Akupressur ist die Fortentwicklung der Akupunktur. Sie benutzt die gleichen Punkte und Meridiane, in welche die Nadeln gestochen werden. Doch Akupressur verzichtet auf Metall! Statt der Nadeln werden Daumen und Zeigefinger benutzt. Die Wirkung ist die gleiche! Der Fingerdruck auf den richtigen Punkt befreit von vielen Leiden. Akupressur macht nicht nur schmerzfrei. Akupressur verkürzt Krankheiten, behebt Funktionsstörungen, beseitigt die organischen Folgen von Hetze, Angst und Streß.
In Chinas Schulen wird Akupressur bereits als Unterrichtsfach gelehrt. Plakate in Millionenauflage erläutern die Einzelheiten. Die folgende Abbildung zeigt ein solches chinesisches Plakat mit Erläuterungen, auf welche Weise Akupressur an der Stirn- und Augenregion angewendet werden soll.

Akupressur ist keine Geheimwissenschaft!

Das ist das Beste an der neuen chinesischen Heilmethode. Sie setzt weder ein Medizinstudium noch eine Fachausbildung voraus. Jeder, der die leicht verständlichen Akupres-

眼保健操图解

注　意　事　项

1.做操时要闭着眼睛做，跟着唱片的速度进行。2.经常剪短指甲，并保持两手的清洁。3.按揉时穴位要准确，手法要轻缓，以各穴位产生酸胀的感觉为止，不要过分用力，防止压迫眼球。4.一般每天可做两次，上、下午各一次，要坚持经常操练。5.做眼保健操的同时还要注意用眼卫生。

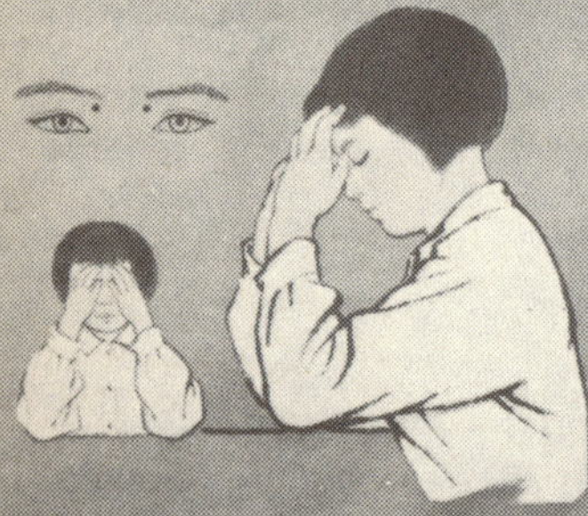

第一节　揉天应穴（攒竹下三分）

闭目静坐，以左右大拇指罗纹面按左右眉头下上眼眶角处，其他四指散开弯曲如弓状，支持在前额上，按揉面不要大。节拍8×8

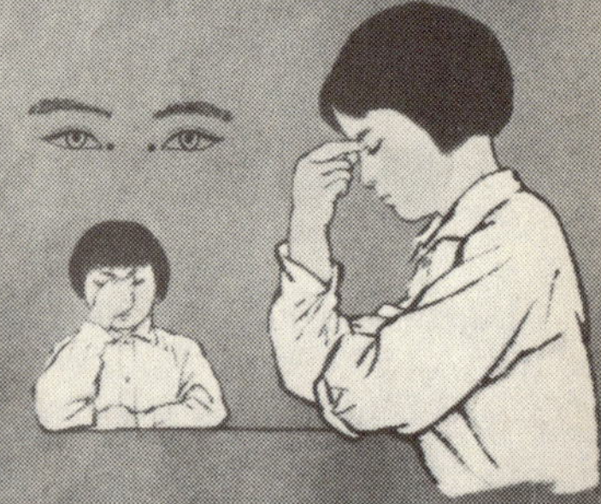

第二节　挤按睛明穴

以左手或右手大拇指与食指挤按鼻根，先向下按，然后向上挤，一按一挤共一拍。节拍8×8

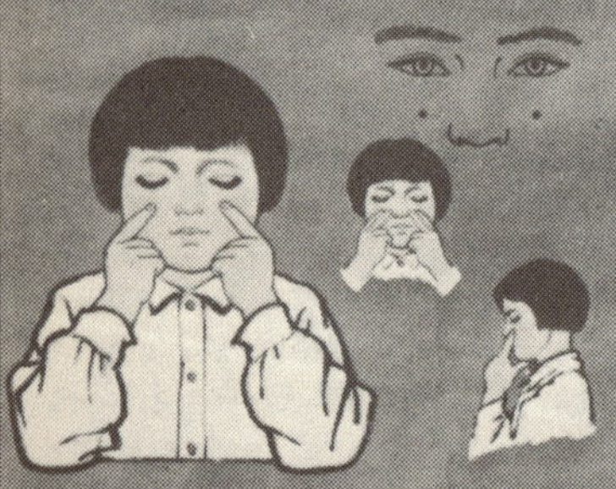

第三节　揉四白穴

先以左右食指与中指并拢，放在紧靠鼻翼两侧，大拇指支撑在下颚骨凹陷处，然后放下中指，在面颊中央部按揉。节拍8×8

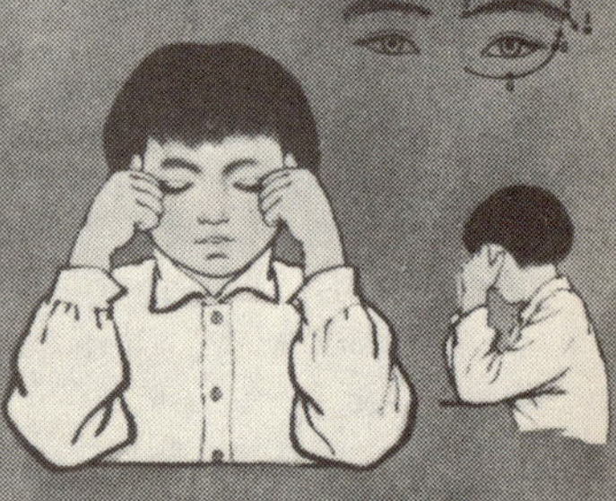

第四节　按太阳穴轮刮眼眶（太阳、攒竹、鱼腰、丝竹空、瞳子髎、承泣等穴）

拳起四指，以左右大拇指罗纹面按太阳穴，以左右食指第二节内侧面轮刮眼眶上下一圈，先上后下，轮刮上下一圈计四拍。节拍8×8

surregeln beherzigt, kann sich selber helfen. Die Kenntnis der wichtigsten Haut-Punkte und der Heilanzeigen – das ist es, was der Kranke wissen muß. Denn Akupressur macht die Ärzte und ihre bewährten Behandlungsmethoden nicht überflüssig. Die Fingerdruckmethode hilft (ebenso wie die Akupunktur durch Nadeln) auch nicht gegen Krebs und schwere organische Leiden.

Akupressur lindert und heilt jene Krankheiten, die durch Fehlfunktionen des Nervensystems ausgelöst werden.

Das ist, in unseren hektischen Zeiten, jede zweite Krankheit. Vor allem aber ist Akupressur ein zuverlässig und sicher wirkendes Mittel gegen den Schmerz – und das ohne jede Nebenwirkung! Diese Erfolge grenzen oft an das Wunderbare. Sie werden möglich, weil Akupressur auf den jahrtausendealten Erfahrungen der Nadelkunst Akupunktur beruht. Alle Risiken der Nadelung sind aber ausgeschlossen. Akupressur verursacht weder einen Stichschmerz, noch kann es eine Blutung auslösen. Und Krankheitskeime können durch Fingerdruck auch nicht eingeschleppt werden.

Akupressur ist einfach, sicher und schmerzfrei!

Wegen dieser unbestreitbaren Vorzüge hat die vor kurzem noch weitgehend unbekannte Methode nun ihren Siegeszug um die Welt angetreten. Chinesische Akupressur-Experten, die auf jahrelange Erfahrungen zurückblicken, haben ihre Kenntnisse mittlerweile an amerikanische und europäische Ärzte weitergegeben – mit dem ausdrücklichen Wunsch, daß die Heilweise als Naturheilmethode allen, auch den medizinischen »Laien« zugänglich gemacht werden möge. Diesem Zweck dient das vorliegende Buch.

Akupressur ist eine Methode der Selbstbehandlung!

In der Tat wäre nicht einzusehen, weshalb in China die Akupressur von Kindern selbständig ausgeübt werden darf, während sie außerhalb des Reiches der Mitte den Spezialisten vorbehalten bleiben sollte. Was in China wirkt und hilft, tut in gleicher Weise Europäern gut. Körperbau und Nervensystem eines Chinesen unterscheiden sich schließlich nicht von dem eines Deutschen oder Schweizers.
Im Laufe ihrer langen Entwicklungsgeschichte hat die Akupunktur manche Wandlung erfahren. Geblieben ist das Prinzip. Es hat sich seit fünftausend Jahren nicht verändert: Die Einwirkung auf bestimmte Punkte und Leitlinien setzt im Organismus Entwicklungen in Gang, die Heilung und Gesundung fördern (vgl. auch die folgende Abbildung). Bis heute ist unklar, wie Akupressur und Akupunktur wirken. Alle Erklärungsversuche sind widersprüchlich und unbefriedigend. Selbst die chinesischen Wissenschaftler, welche sich seit nunmehr nahezu drei Jahrzehnten in eigens gegründeten Forschungsinstituten mit dem Wirkungsmechanismus der beiden Heilweisen befassen, sagen: »Wir wissen nicht, warum Akupressur wirkt. Wir wissen nur, daß sie wirkt.«
Und darauf kommt es an. Den Experten sind mittlerweile mehr als 1030 Akupunkturstellen am ganzen Körper bekannt. Doch die Entdeckung der geheimnisvollen Punkte ist bislang nicht abgeschlossen. Neben den großen Leitlinien und den seit langem bekannten, bewährten Punkten werden immer wieder neue »Spezialpunkte« entdeckt, die bei bestimmten Störungen gute Dienste leisten. So ist die Erkenntnis, daß wichtige Narkose-Punkte an der Ohrmuschel lokalisiert sind, neueren Datums.

Die wichtigsten Punkte muß man kennen!

Niemand, selbst die erfahrenen Meister nicht, können alle Akupressur-Punkte gleich gut kennen. Für einen »Laien« –

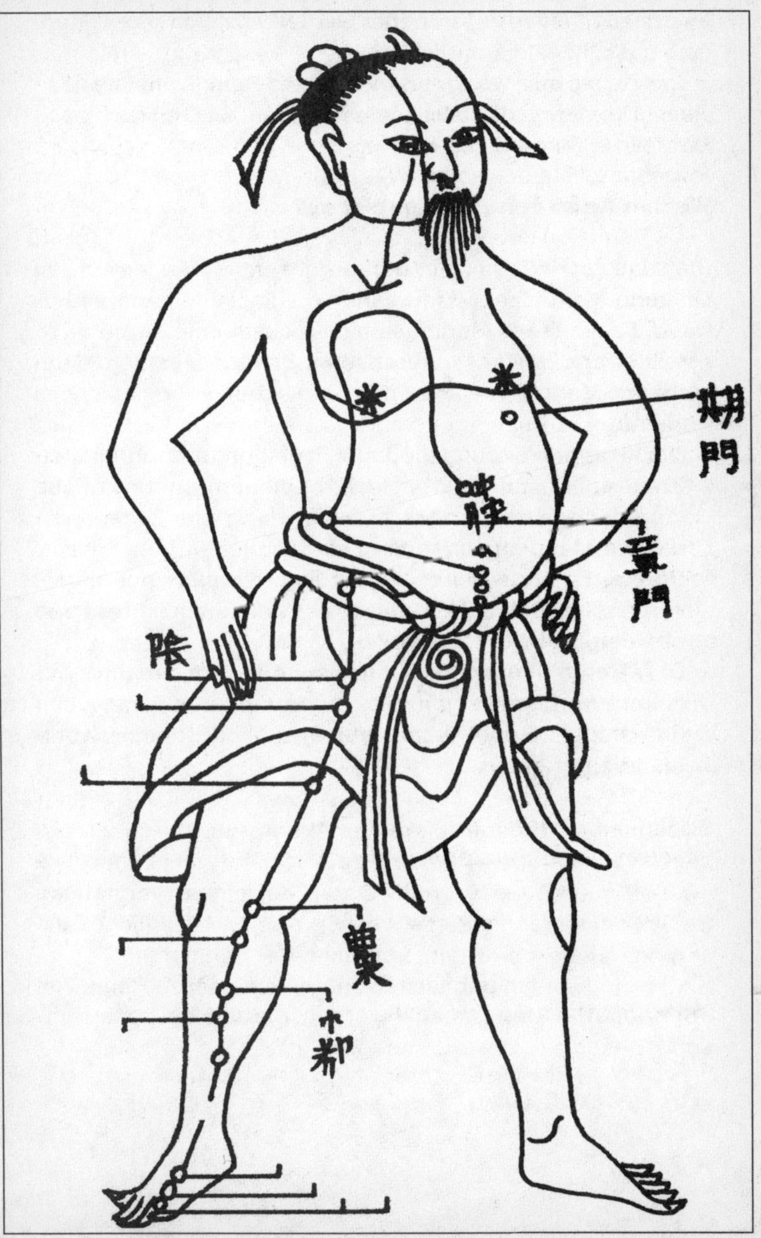
期門
中脘
章門
陰
曲泉
中都

und dazu muß jeder gerechnet werden, der sich nicht jahrelang ausschließlich mit der Heilweise beschäftigt – reicht es jedoch völlig aus, wenn er die *wichtigen* Punkte anzuwenden weiß. Niemand, der sich selber helfen will, braucht *alle* Punkte zu kennen.

Welche Arten von Punkten gibt es?

Die Lage der Heilpunkte ist genau bekannt. Sie liegen auf den vierzehn Leitlinien (»Meridianen«), die seit altersher erforscht sind. Diese Meridiane haben bestimmte Namen – so »Meister des Herzens«, »Dreifacher Erwärmer« oder »Gouverneurs-Meridian« – und weisen stets drei unterschiedliche Punktarten auf:

- Die »Harmonisierungspunkte« liegen am Anfang und am Ende einer Leitlinie. Wer sie durch Akupressur beeinflußt, sorgt für den harmonischen Gleichklang aller Organe, die diesem Meridian zugeordnet sind.
- Der »Anregungs-Punkt« ist auf jeder Leitlinie nur einmal vorhanden. Seine Akupressur aktiviert die Kraftreserven des betreffenden Organs.
- Der »Beruhigungspunkt«, auch er ist auf jeder Leitlinie nur einmal vorhanden, dämpft und beruhigt die nervösen Funktionen. Seine Akupressur wird als besonders wohltuend empfunden.

Erleichtert wird die erfolgreiche Akupressur durch ein System von »Alarm«-Punkten (die Chinesen nennen sie »Mu«-Punkte). Jedes große Organ hat einen Alarmpunkt. Seine kunstgerechte Pressur bewirkt die unverzügliche Besserung der Beschwerden, vor allem der Schmerzen.
Schließlich sind in den letzten Jahren eine ganze Reihe von »Spezial«-Punkten entdeckt worden. Sie sind bei genau umschriebenen Beschwerden angezeigt.

Die Heilanzeigen der Akupressur

Wer sich selber helfen will (oder muß), braucht nicht das Gesamtsystem der Punkte und Meridiane* zu kennen.
Dieses vorliegende Buch verzichtet ganz bewußt darauf, dem Patienten alle Ableitungen der Punkte vorzuführen. Für den erstrebten Heilerfolg ist es ausreichend, wenn man weiß, welcher Punkt wo liegt und wielange er beeinflußt werden muß. Akupressur hilft gegen die »großen Seuchen unserer Zeit«. Das sind nicht mehr Pocken, Pest und Cholera. Die Krankheitskeime sind nahezu besiegt. Heutzutage leidet der Mensch an Hetze und Streß. Die Folgen sind nervöse Erschöpfung, Angstzustände, Herz- und Kreislaufstörungen, Impotenz oder Frigidität. Die Fehlsteuerung der unbewußten (»vegetativen«) Nerven kann aber auch zu echten Organveränderungen führen: zu Herzinfarkt, Arterienverkalkung oder Magengeschwüren. Dazu kommen die eher harmlosen, aber oft quälenden Schlafstörungen, Kopfschmerzen und Zahnschmerzen. Das alles muß nicht sein.
Akupressur ist die Waffe, mit der sich gestresste Menschen zur Wehr setzen können. Akupressur bringt die Nerven wieder ins Gleichgewicht. Die von der Natur gewollte Balance zwischen Anspannung und Entspannung, Arbeit und Erholung wird wiederhergestellt. Die Organe danken es.

Welcher Punkt bei welcher Krankheit?

Jedes Organsystem hat feste Beziehungen zu bestimmten Akupressurpunkten. Ebenso feststehend sind die Verknüpfungen zwischen unerwünschten Funktionsstörungen (z. B. hohem Blutdruck, Atemnot oder Hitzewallungen) und Akupressurpunkten. In diesem Buch ist auf den folgenden Seiten

* Dr. med. Wolf Ulrich schildert es ausführlich in seinem Buch »Schmerzfrei durch Akupressur und Akupunktur« (Econ-Verlag). Dieser Ratgeber für die Selbstbehandlung erläutert auch, wie man sich selbst mit Nadeln akupunktiert.

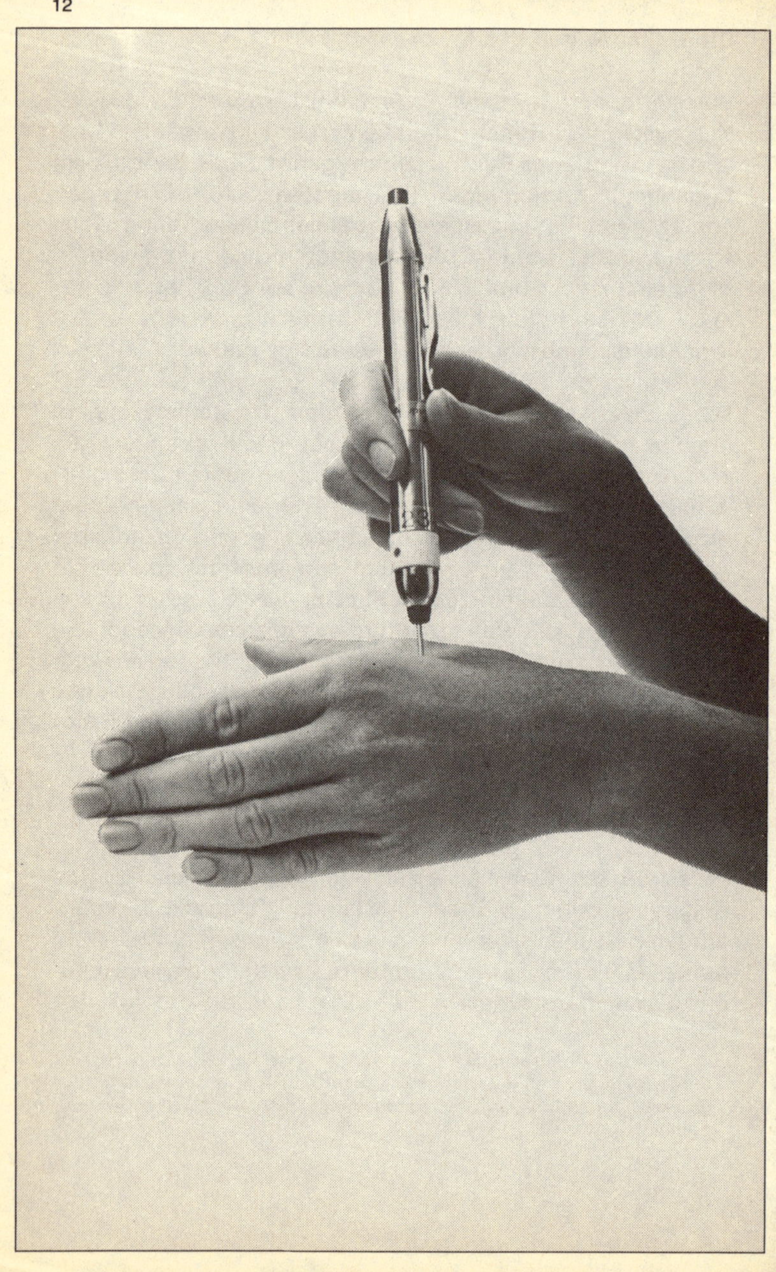

für die häufigsten und gut behandelbaren Leiden der jeweils wichtigste Punkt dargestellt. Das kann ein »Beruhigungspunkt« sein (bei Schlafstörungen), ein »Anregungspunkt« (bei zu niedrigem Blutdruck), ein »Harmonisierungspunkt« (bei Angstzuständen), ein »Alarmpunkt« (bei Gallenkolik) oder ein »Spezialpunkt« (bei Impotenz). Auf ihre unterschiedliche Herkunft kommt es bei der Behandlung jedoch nicht an. Wichtig ist allein, daß die Punkte korrekt geortet und richtig behandelt werden.

Wie findet man den richtigen Punkt?

Die Fotografien und die beigegebenen zeichnerischen Darstellungen erlauben das genaue Auffinden des Punktes, auch dann, wenn die anatomischen Kenntnisse nur Grundwissen umfassen. Fast immer ist es so, daß der gesuchte Akupressurpunkt auf stärkeren Druck mit deutlichem Schmerzsignal reagiert. Das unterscheidet ihn von seiner Umgebung. Wegen der individuellen körperlichen Unterschiede liegen die Punkte naturgemäß nicht bei jedem Patienten an genau der gleichen Stelle, die man in Zentimetern ausmessen könnte. Die Entfernungen variieren. Deshalb wurden sie auf den Zeichnungen in »Querfingern« angegeben – ein Maß, das auf die individuellen Besonderheiten zugeschnitten ist.
Auf modernstem Wege sind die Akupressur-Punkte neuerdings durch Suchgeräte bestimmbar geworden. Diese Instrumente orten mit Hilfe der Messung des elektrischen Hautwiderstandes, der über den Akupressurpunkten meßbar erniedrigt ist, die Stellen auf den Millimeter genau. Die Abbildung 3 zeigt ein solches Gerät bei der schmerzfreien und ungefährlichen Anwendung.*

Es handelt sich um den »Akupunkturstab« des »Akupunktur-Service«, 1 Berlin 44, Herrfurthstraße 34.

Wie behandelt man die Akupressur-Punkte?

Die Chinesen beeinflussen die Heilpunkte auf dreierlei Weise:

- Bei akuten Schmerzen und Erstbehandlung ist eine leicht kreisende Massage des Punktes angezeigt. Sie erfolgt am besten durch die Kuppe des Zeigefingers. Ihre Dauer: ein bis fünf Minuten.
- Bei chronischen Beschwerden, jedoch sonst zufriedenstellendem Allgemeinbefinden, bewährt sich die mittelstarke Punktmassage. Es empfiehlt sich, mehrfach am Tage jeweils dreißig Sekunden zu akupressieren.
- Die starke Pressung, vornehmlich durch den Daumen, bleibt Einzelfällen vorbehalten.

Wenn man den gewünschten Punkt gefunden hat, legt man die Kuppe des Zeigefingers oder des Daumens locker auf die Haut. Dann beginnt man mit kreisenden Bewegungen, welche die Haut gegen die knöcherne oder muskulöse Unterlage zweimal pro Sekunde verschieben. Es ist darauf zu achten, daß der Finger stets an der gleichen Hautstelle verbleibt, um eine gleichmäßige Beeinflussung des Akupressurpunktes sicherzustellen.

Wann darf nicht akupressiert werden?

Das ist nur selten der Fall. Akupressur ersetzt schulmedizinisch notwendige Behandlungen (zum Beispiel die Operation eines vereiterten Blinddarms) nicht. Es kann jedoch als schmerzlindernde Zusatzbehandlung auch bei ernsten Leiden angewandt werden. Nicht angezeigt ist Akupressur bei: schweren organischen Herz- und Kreislaufkrankheiten; während der Schwangerschaft; bei starker Übermüdung. Sofern eine örtlich umschriebene Hautveränderung am Akupressurpunkt vorliegt (Flechte, Eiterung) ist die Abheilung des Hautleidens abzuwarten. Bei unerwarteten Befindlichkeitsänderungen während der Akupressur ist diese zu beenden. Solche unerwünschten Nebenwirkungen kommen jedoch in der Praxis nur äußerst selten vor.

So machen Sie es richtig!

Setzen oder legen Sie sich entspannt hin. Sorgen Sie dafür, daß alle Störungen durch Angehörige, das Telefon oder die Klingel unterbleiben. Lassen Sie sich Zeit!

Legen Sie die Zeigefingerkuppe locker auf den beschriebenen Hautpunkt. Üben Sie einen leichten Druck aus, während Sie den Finger auf der Stelle kreisen lassen.

Die Dauer der Akupressur beträgt zwischen einer halben und fünf Minuten. Die Wirkung tritt stets rasch ein und hält länger vor. Akupressur kann mehrmals täglich wiederholt werden.

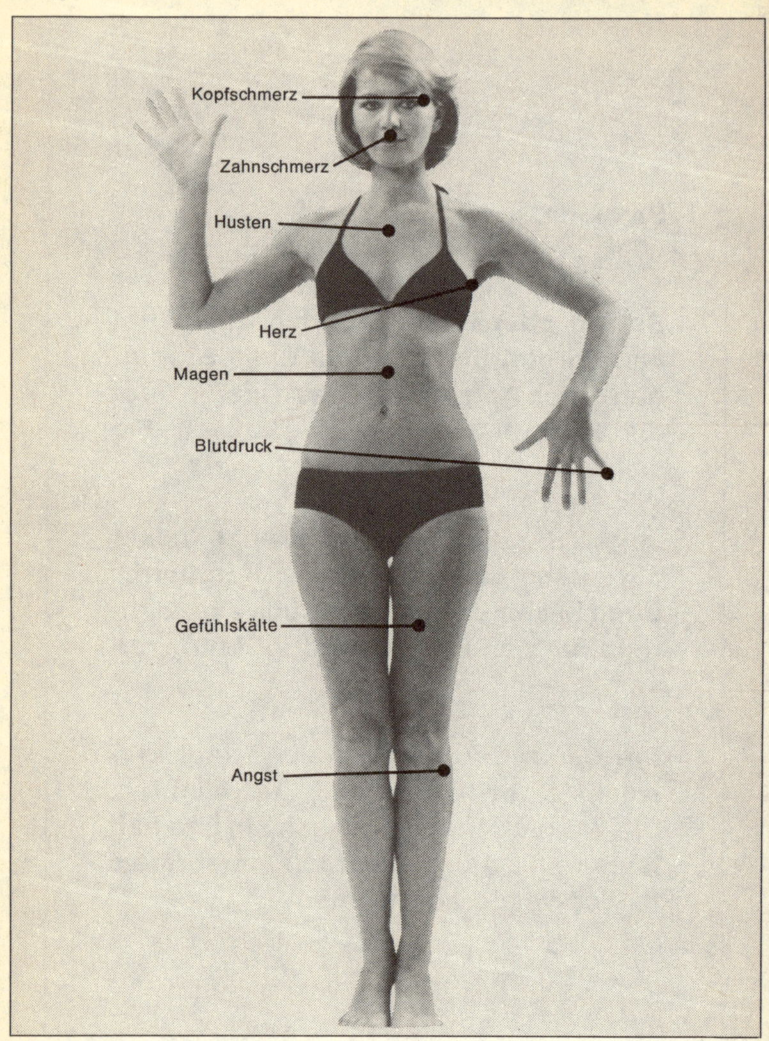

DIE ALARM- ODER »Mu«-PUNKTE

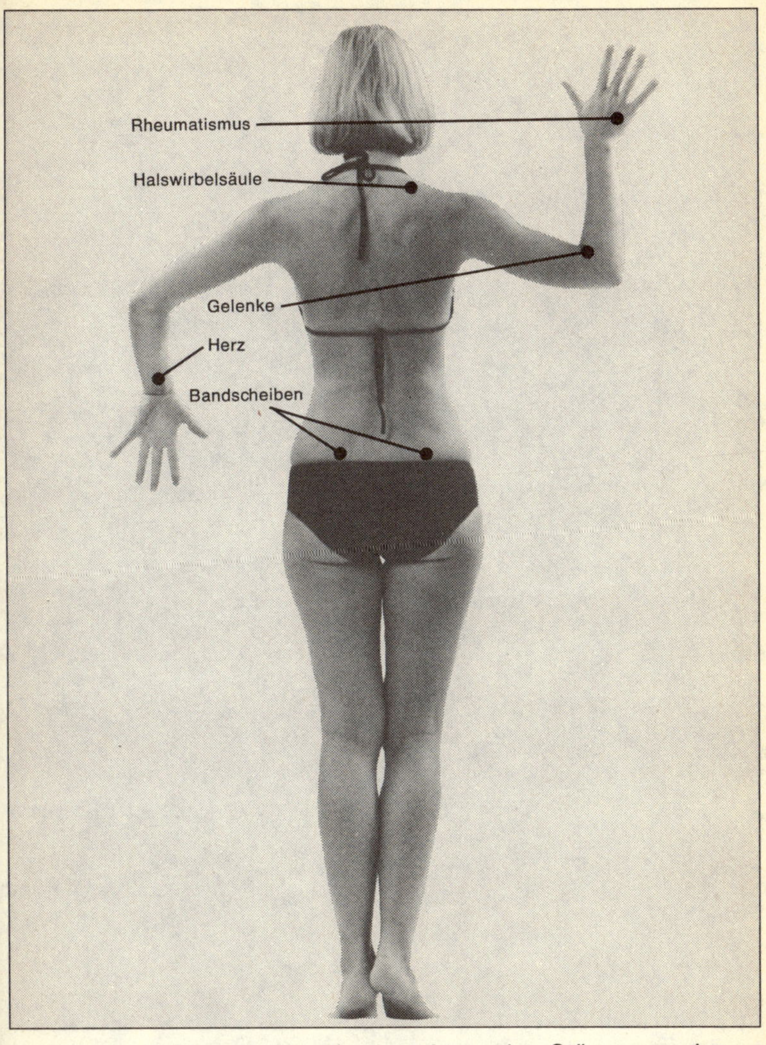

Schmerzhaftigkeit der Alarmpunkte zeigt Störungen der entsprechenden Organfunktionen an. Das erleichtert die richtige Diagnose. Der therapeutische Wert der »Mu«-Punkte besteht darin, daß ihre Akupressur akute Beschwerden schlagartig bessern kann.

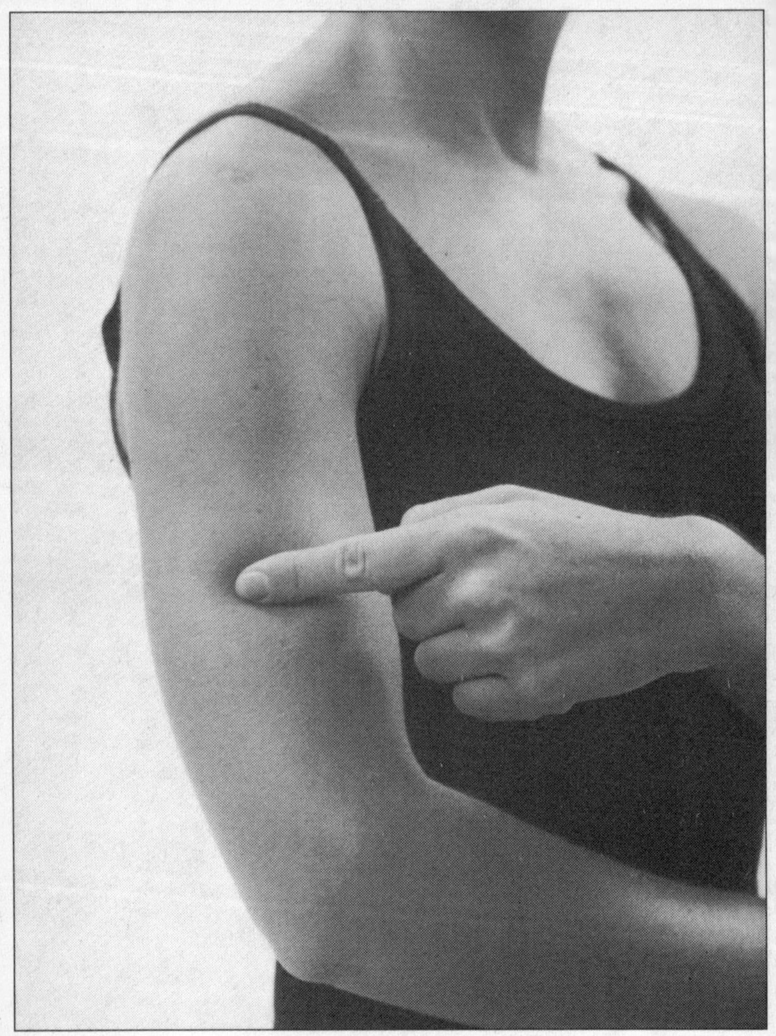

ABNEHMEN (APPETITDÄMPFUNG)

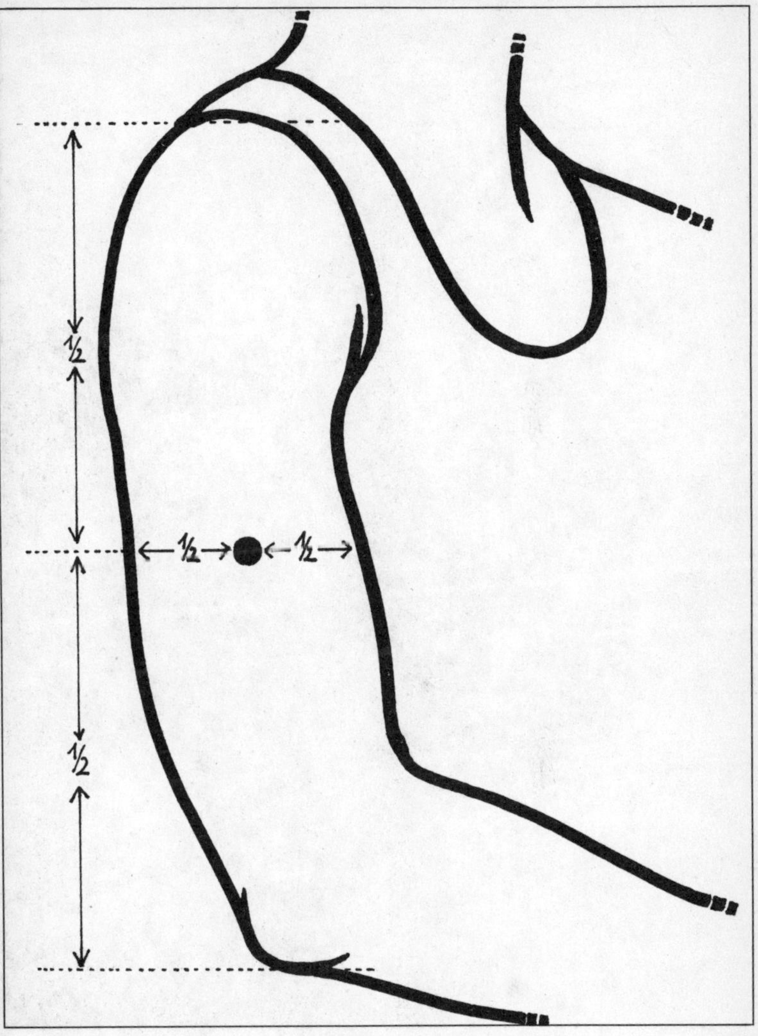

Name des Punktes:	»yü-pe«
Qualität:	Beruhigungspunkt; dämpft Appetitzentrum und Stoffwechsel
Beeinflussung:	bei Appetit; 30 Sekunden; leicht; beiderseits

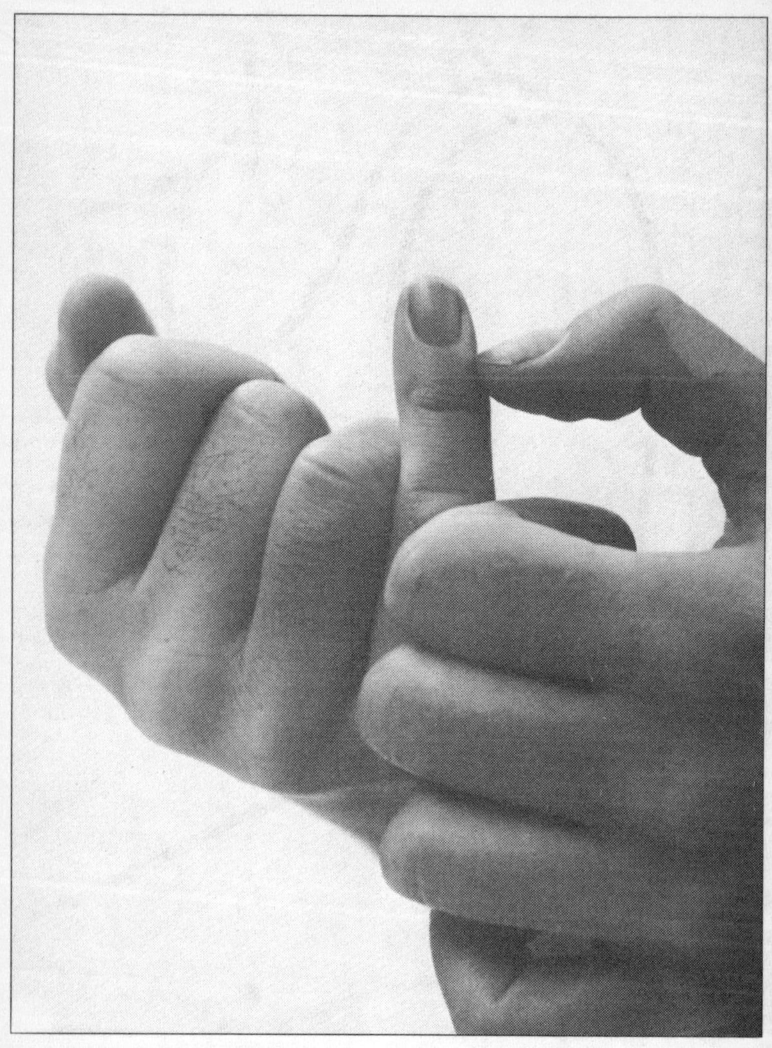

APPETITANREGUNG

Gibt es eine Geheim-Akupressur?

In China, dem alten Reich der Mitte, wurden die medizinischen Kenntnisse oft als Familiengeheimnis behandelt. Der Vater vermittelte seine Erfahrungen nur dem Sohn, und auch dieser gab sie nur an seine leiblichen Nachkommen weiter. So bildeten sich kenntnisreiche Dynastien heraus, die Spezialpunkte verheimlichten. Seit dem Sieg der Revolution wurden in eigens gegründeten volksmedizinischen Forschungsinstituten die bis dahin entdeckten Punkte, Behandlungsverfahren und Heilanzeigen gesammelt. Alle Erkenntnisse sind veröffentlicht und jedem Interessierten zugänglich.
Die hin und wieder lancierte Mitteilung, es gäbe eine »Geheim-Akupressur«, ist demnach nicht zutreffend. Richtig ist, daß die Entdeckung neuer Punkte und möglicherweise variierter Behandlungsverfahren bisher nicht abgeschlossen ist. Alle wesentlichen Erkenntnisse sind in diesem Buch jedoch berücksichtigt, wobei besonderer Wert auf solche Erkenntnisse gelegt wurde, die geeignet sind, Zivilisationsschäden zu lindern und zu heilen.

Name des Punktes:	»an-min«
Qualität:	Anregungspunkt; stimuliert Appetitzentrum und Stoffwechsel
Beeinflussung:	mehrmals täglich zu den Essenszeiten; jeweils rhythmisch 20 Sek. mit dem Daumennagel; mittelstark; beiderseits

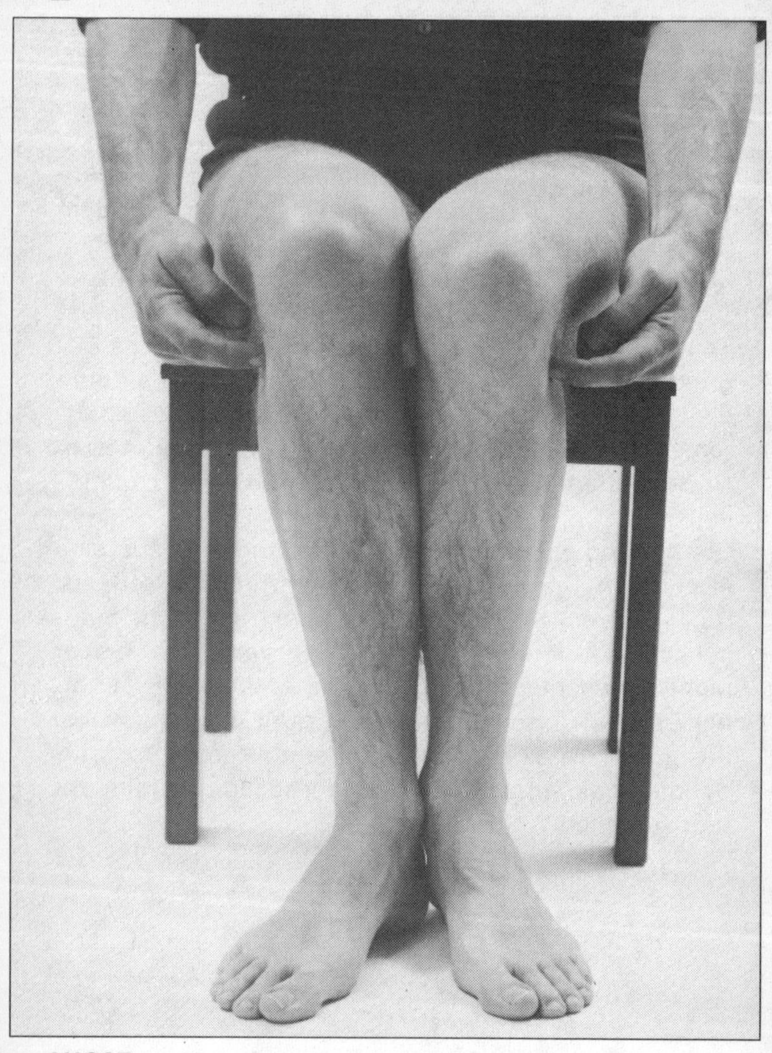

ANGST

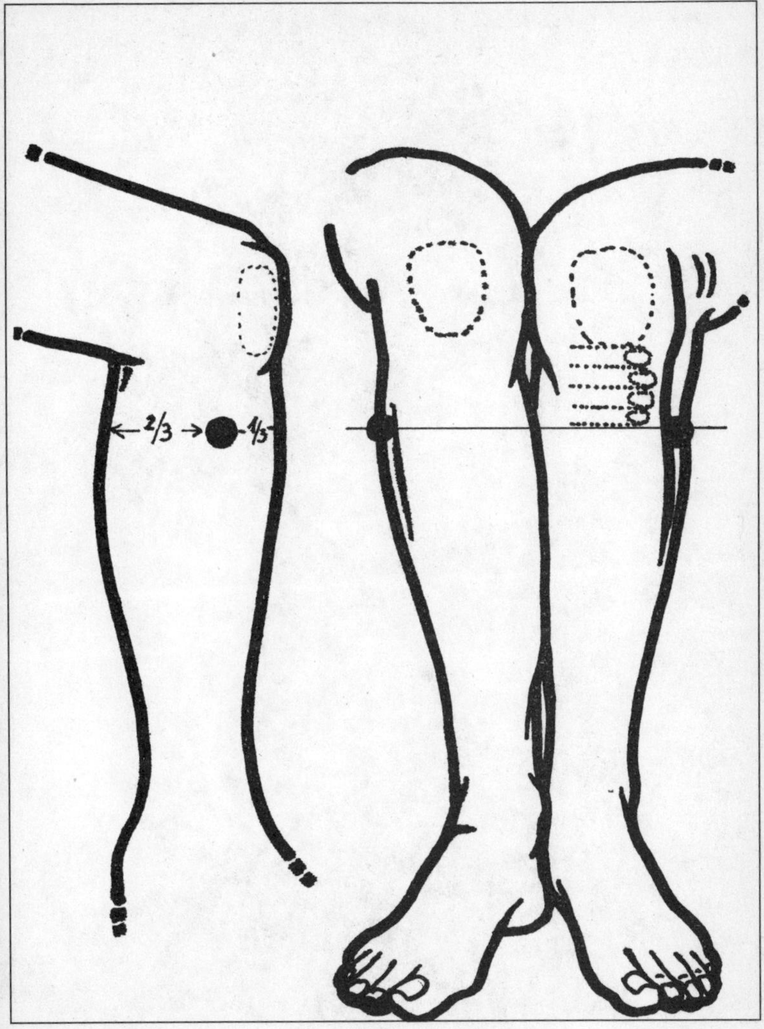

Name des Punktes:	»Göttlicher Gleichmut«
Qualität:	Harmonisierungspunkt
Beeinflussung:	stets beiderseits gleichzeitig; bis zu fünf Minuten; leichte Akupressur

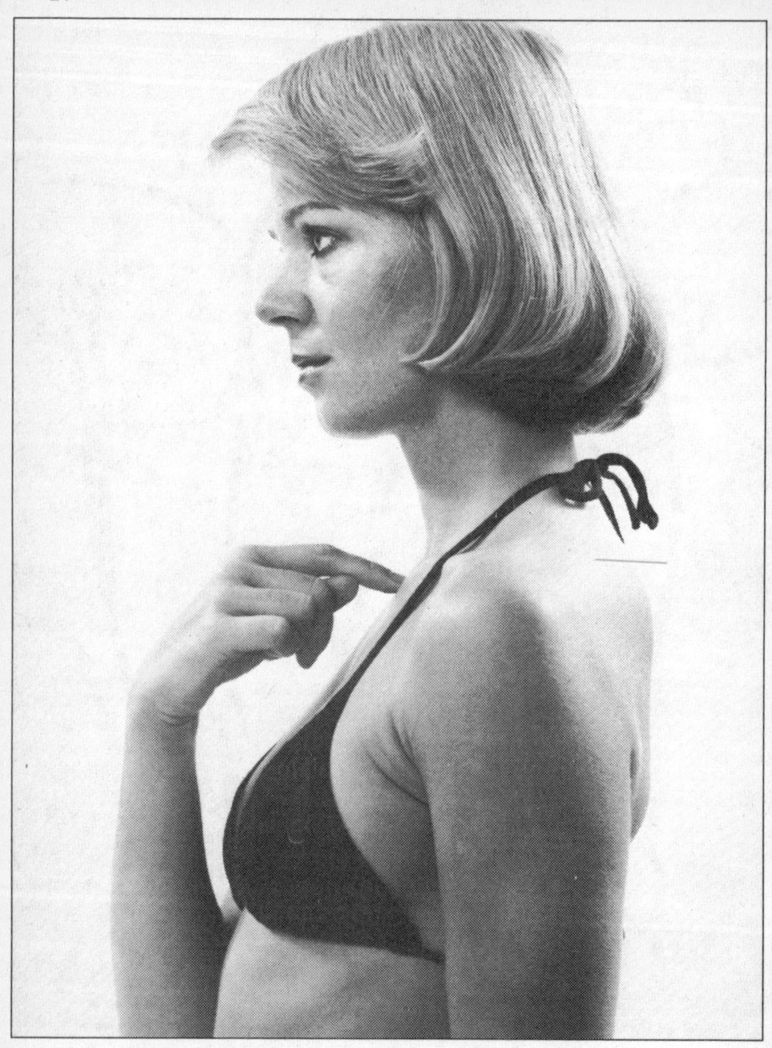

ASTHMA / ATEMNOT

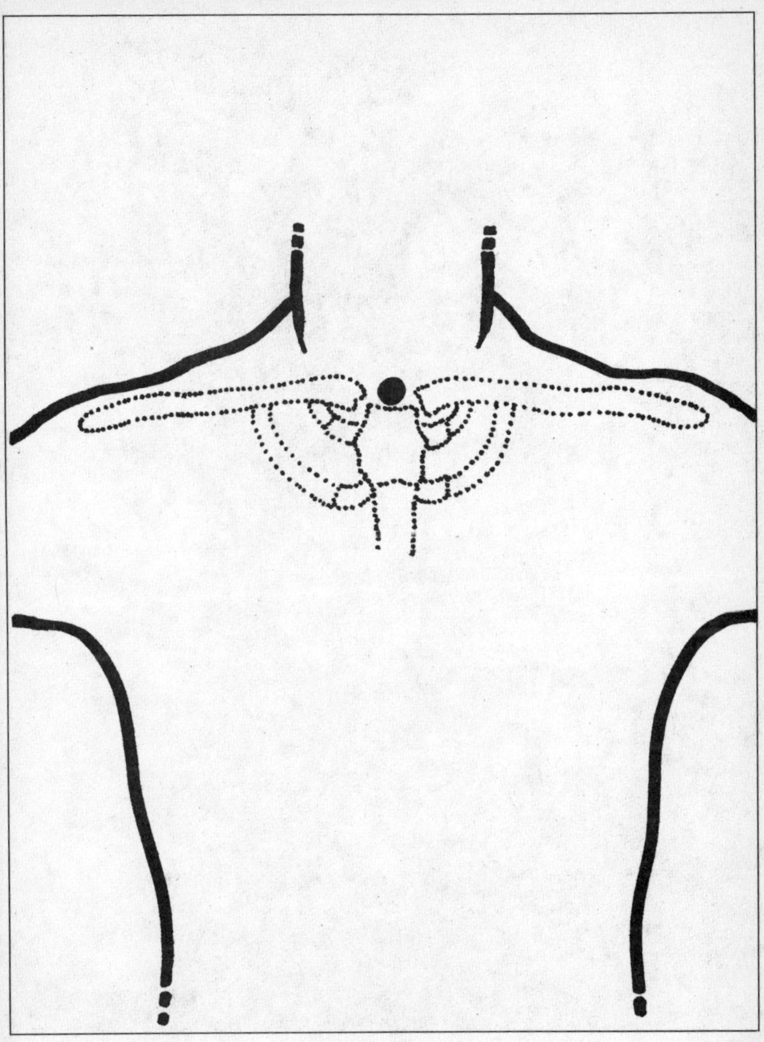

Name des Punktes:	»chaba-ex«
Qualität:	Spezialpunkt
Beeinflussung:	leichte Akupressur bis zu einer Minute; kann jederzeit wiederholt werden

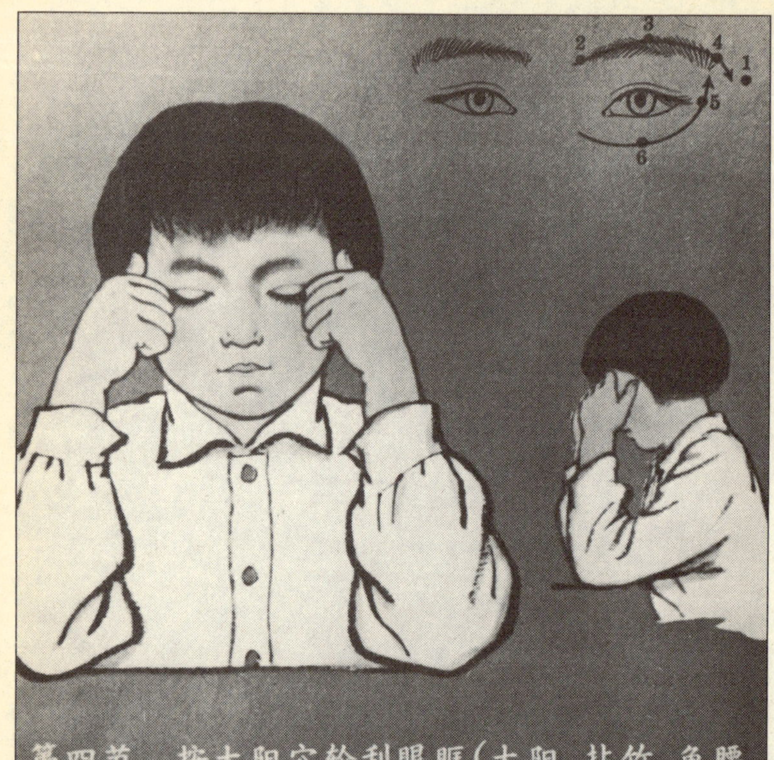

第四节　按太阳穴轮刮眼眶(太阳、拈竹、鱼腰、丝竹空、瞳子髎、承泣等穴)

拳起四指，以左右大拇指罗纹面按太阳穴，以左右食指第二节内侧面轮刮眼眶上下一圈，先上后下，轮刮上下一圈计四拍。节拍8×8

AUGENSCHMERZEN / -FLIMMERN / -ZITTERN

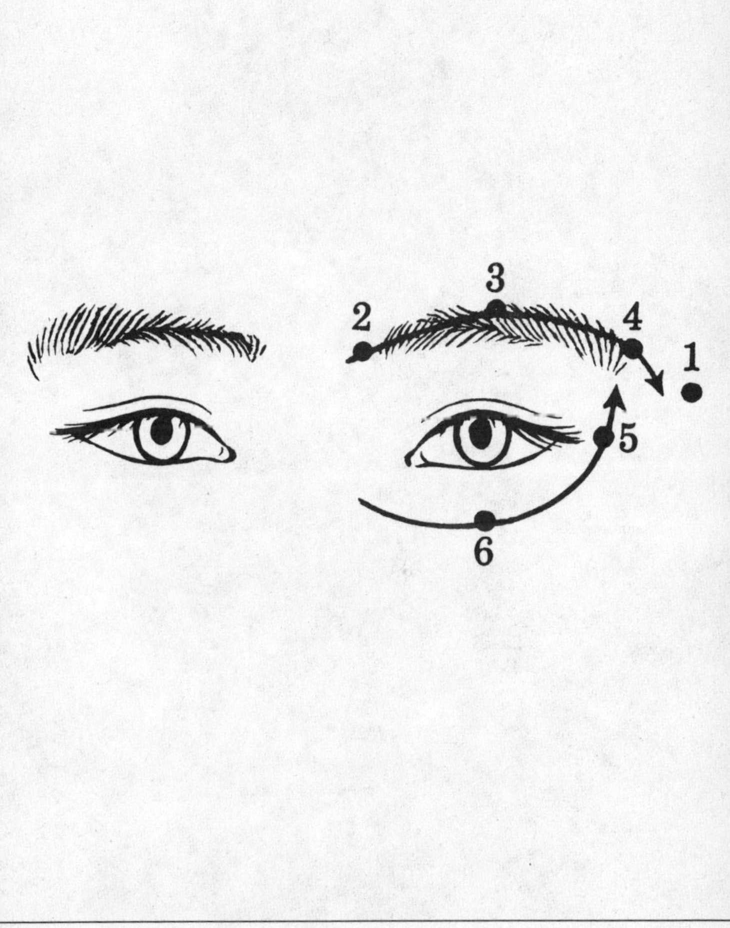

Name des Punktes: »tai-yang«

Qualität: Beruhigungspunkte

Beeinflussung: »Massiere kreisförmig die Augenhöhlen« (Übersetzung aus dem Chinesischen); dabei die Reihenfolge der Zahlen einhalten

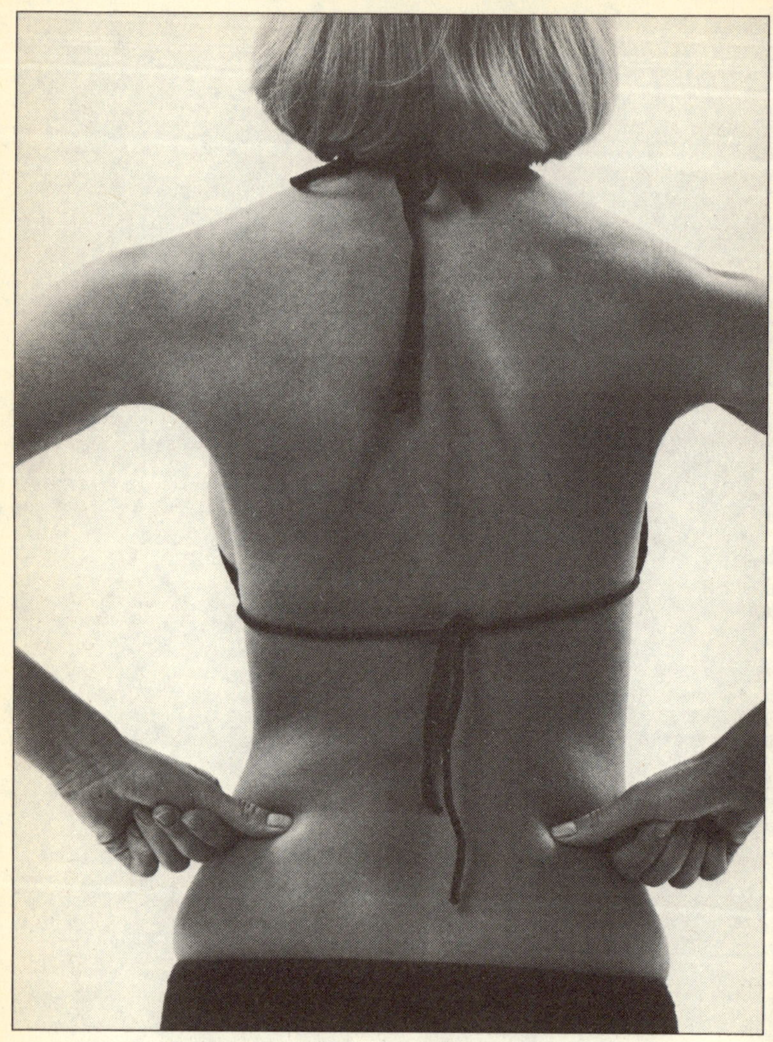

BANDSCHEIBENSCHADEN (LENDENWIRBELSÄULE)

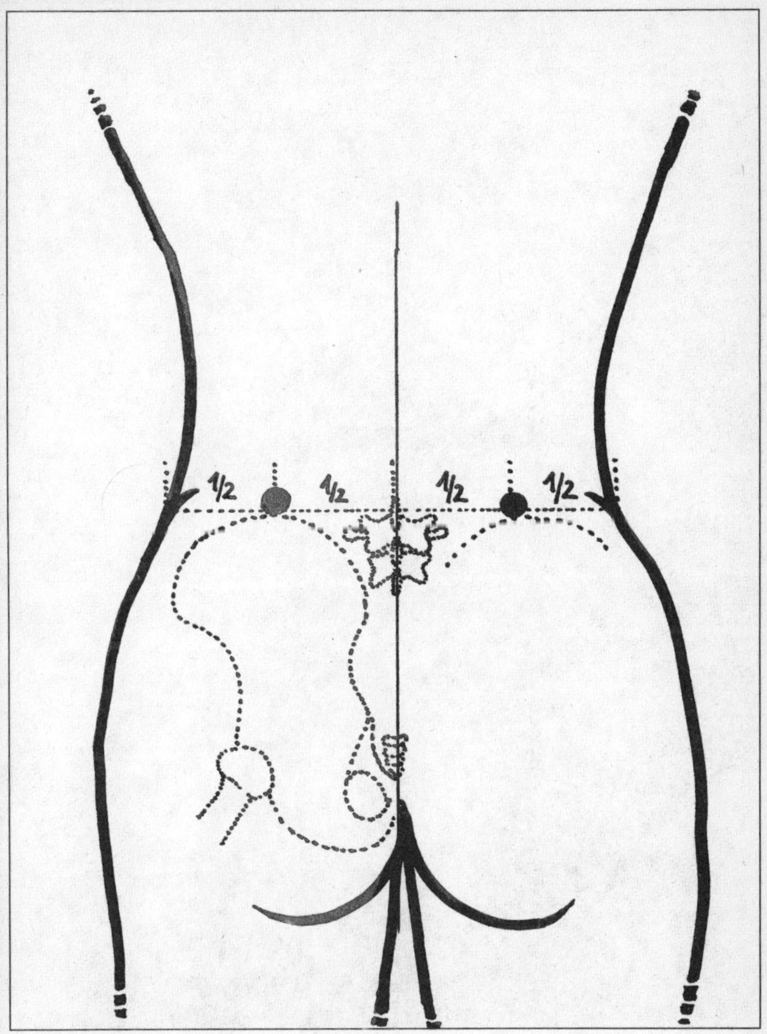

Name des Punktes:	»ka-te«
Qualität:	Spezialpunkt
Beeinflussung:	feste Akupressur mit den Kuppen beider Daumen; Dauer: bis zwei Minuten

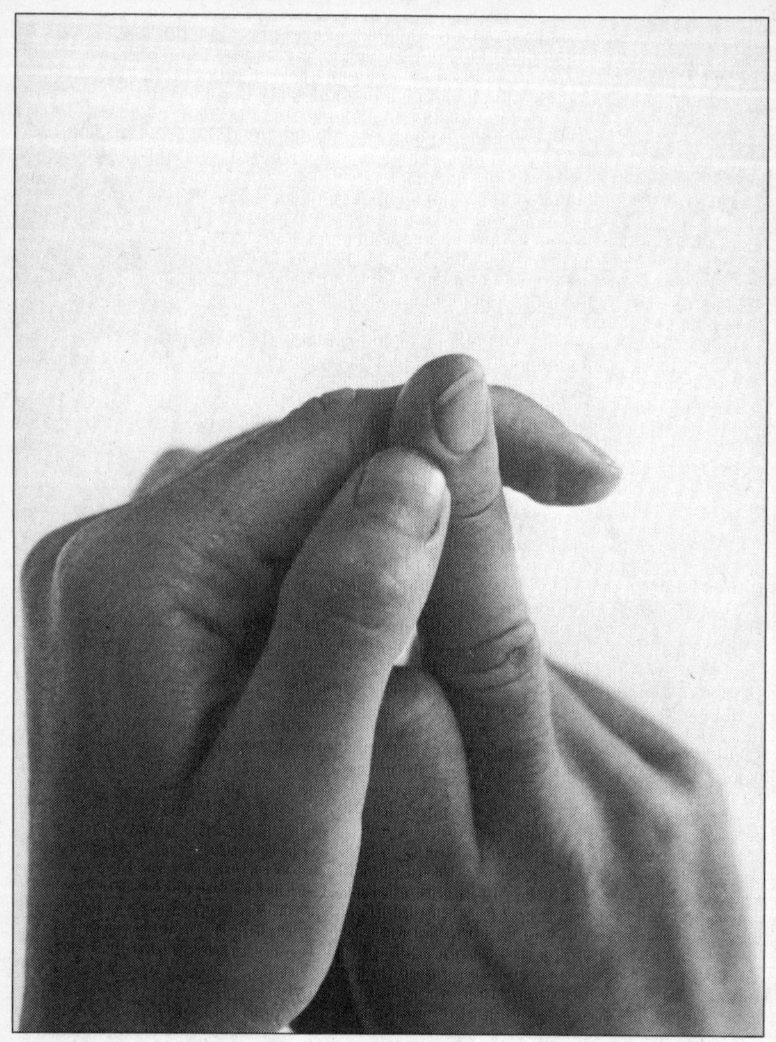

DURCHBLUTUNGSSTÖRUNGEN

Lebensnerven schlagen Alarm

Jede zweite Krankheit, an der die Menschen der modernen Zivilisation leiden, ist »psychosomatisch« bedingt: Seelische (»psychische«) Ursachen lösen organische (»somatische«) Beschwerden aus. Zum großen Formenkreis der psychosomatischen Leiden zählen die Kreislauf- und Durchblutungsstörungen, viele Formen des Asthma und der anderen Überempfindlichkeitsreaktionen, die Geschwüre im Magen und Darm sowie nahezu alle unklaren Schmerz- und »Befindlichkeits«-Störungen.

Die durch Hetze, Angst und Streß, durch Lärm und Umweltverschmutzung überforderten unbewußten (»vegetativen«) Lebensnerven schlagen Alarm. Sie sind nicht mehr in der Lage, das lebenserhaltende Gleichgewicht von Arbeit und Schlaf, Anspannung und Entspannung einzupegeln. Überschießende, lebensfeindliche Reaktionen sind die Folge. Hier hilft Akupressur. Die bewährte chinesische Heilweise stellt das innere Gleichgewicht wieder her. Die Beschwerden bessern sich, Gesundheit stellt sich ein. Der Erfolg hat indes eine Voraussetzung: Auch die umweltbedingte Überforderung der vegetativen Nerven muß korrigiert werden!

Name des Punktes:	»el-mü«
Qualität:	Anregungspunkt
Beeinflussung:	im Rhythmus des Herzschlages mäßig stark akupressieren; dabei den Mittelfinger jeweils nach einer Minute wechseln

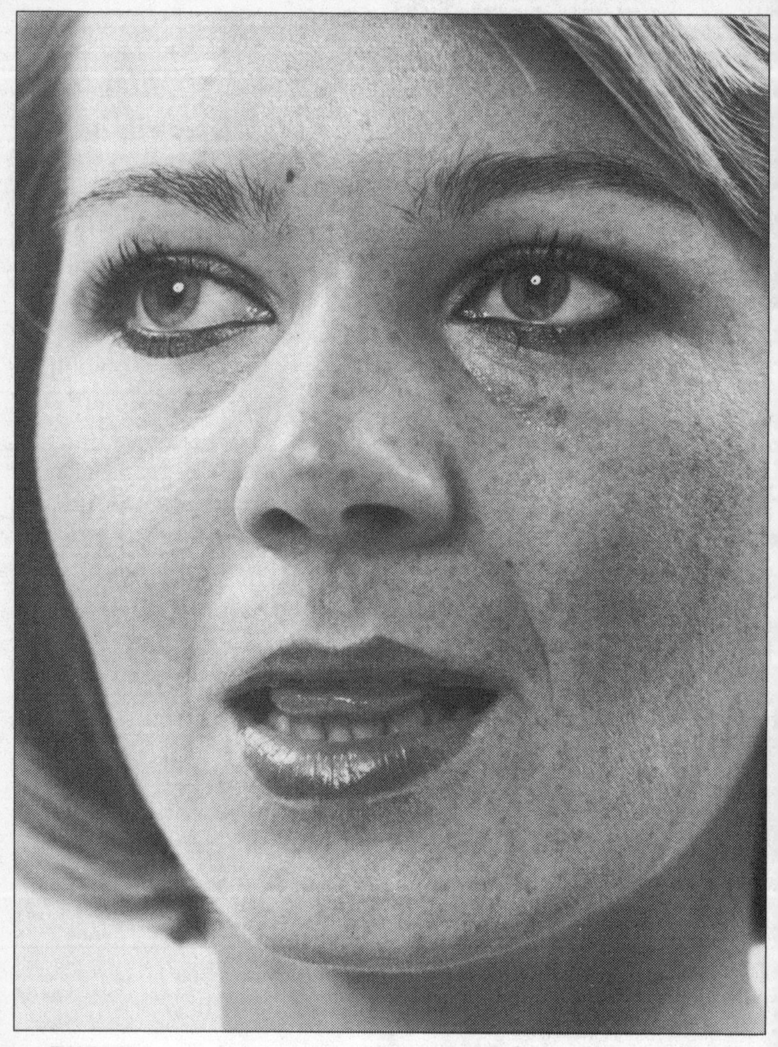

DURST

Die Akupressur des Schleimhautpunktes »yan-sen«, welcher rund ein Zentimeter entfernt von der Zungenspitze liegt, erfolgt durch die vorderen Schneidezähne. Die Eigentümlichkeit des Punktes besteht darin, daß es bislang nicht gelungen ist, weitere Schleimhautpunkte am Menschen zu lokalisieren. »Yan-sen«, in der Mittellinie des Körpers gelegen, ist mithin einmalig. Weder im Bereich der Mundhöhle, der Nase und des Rachenraumes noch an Genitale oder Darm sind Akupressurstellen vorhanden. Auch die »erogenen Zonen«, Bezirke mit reichlicher Nervenversorgung, weisen keine Akupressurpunkte auf. Taktile Reize dieser Region werden auf herkömmliche Weise durch Nervenleitung vermittelt.

Name des Punktes:	»yan-sen«
Qualität:	Beruhigungspunkt (einziger Schleimhautpunkt des gesamten Organismus!)
Beeinflussung:	Akupressur durch die vorderen Schneidezähne; Rhythmus: 20 × 1 Sekunde

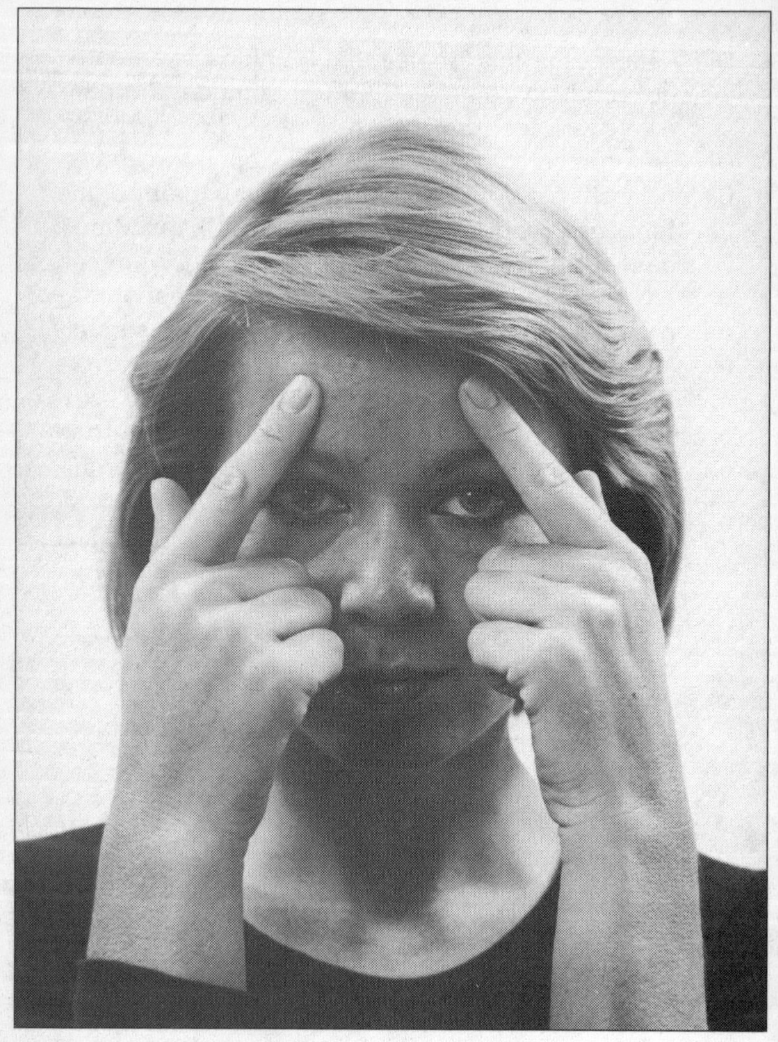

GALLENBLASENKOLIK

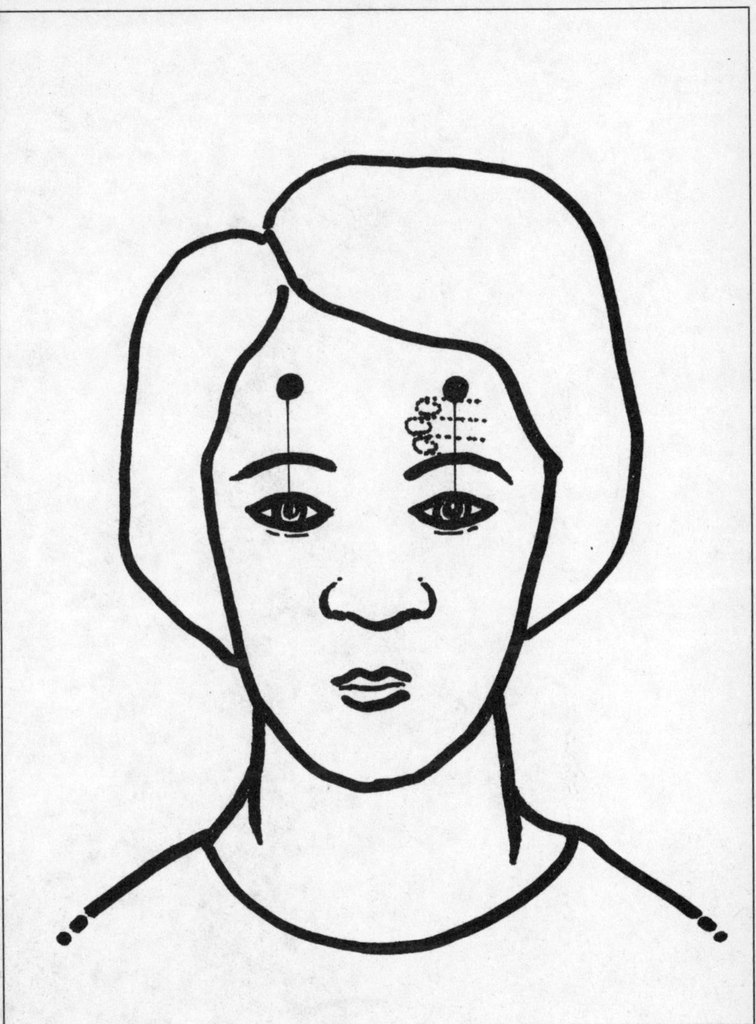

Name des Punktes: »Chu-san«
Qualität: Beruhigungspunkt
Beeinflussung: leicht; stets doppelseitig; auch vorbeugend wirksam; Dauer: bis Wirkungseintritt

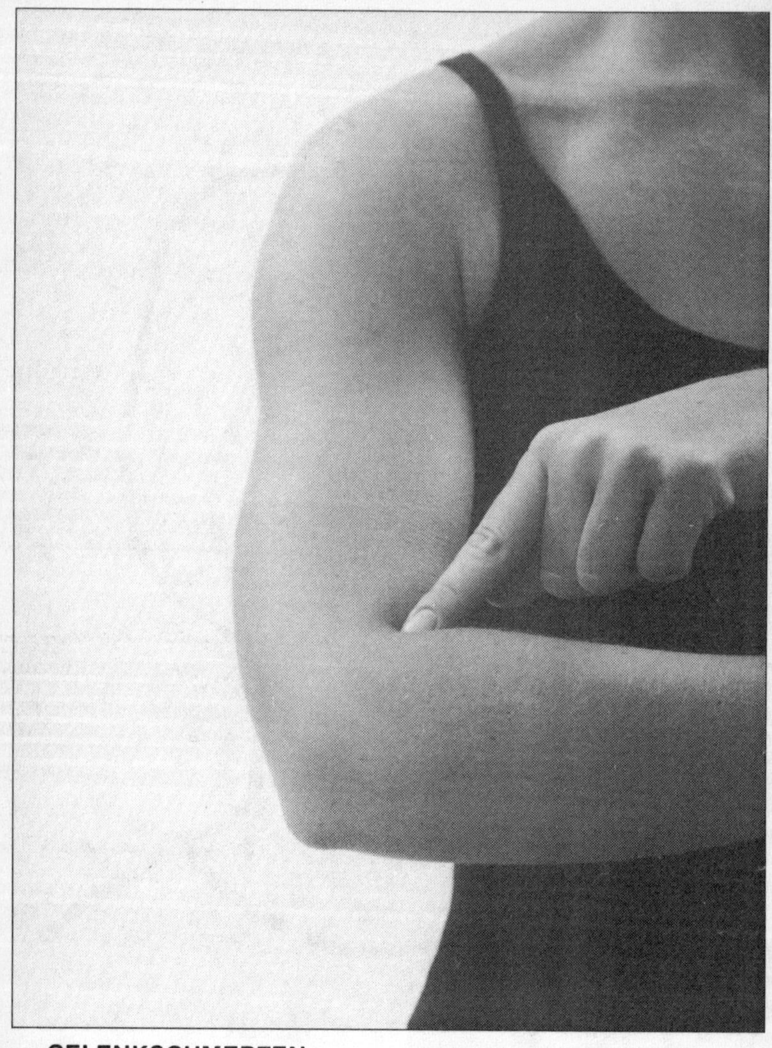

GELENKSCHMERZEN

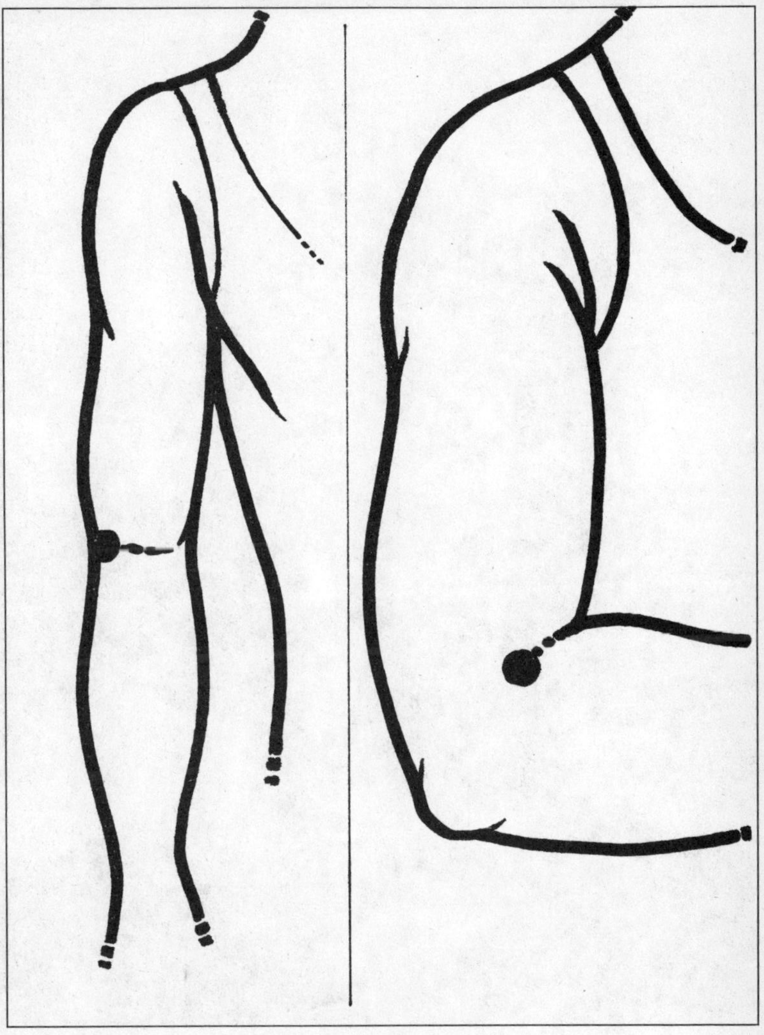

Name des Punktes: »Ying-chau«
Qualität: Harmonisierungspunkt
Beeinflussung: bei chronischen Beschwerden starke Akupressur; bei akuten nur leichte; Dauer: bis Wirkungseintritt

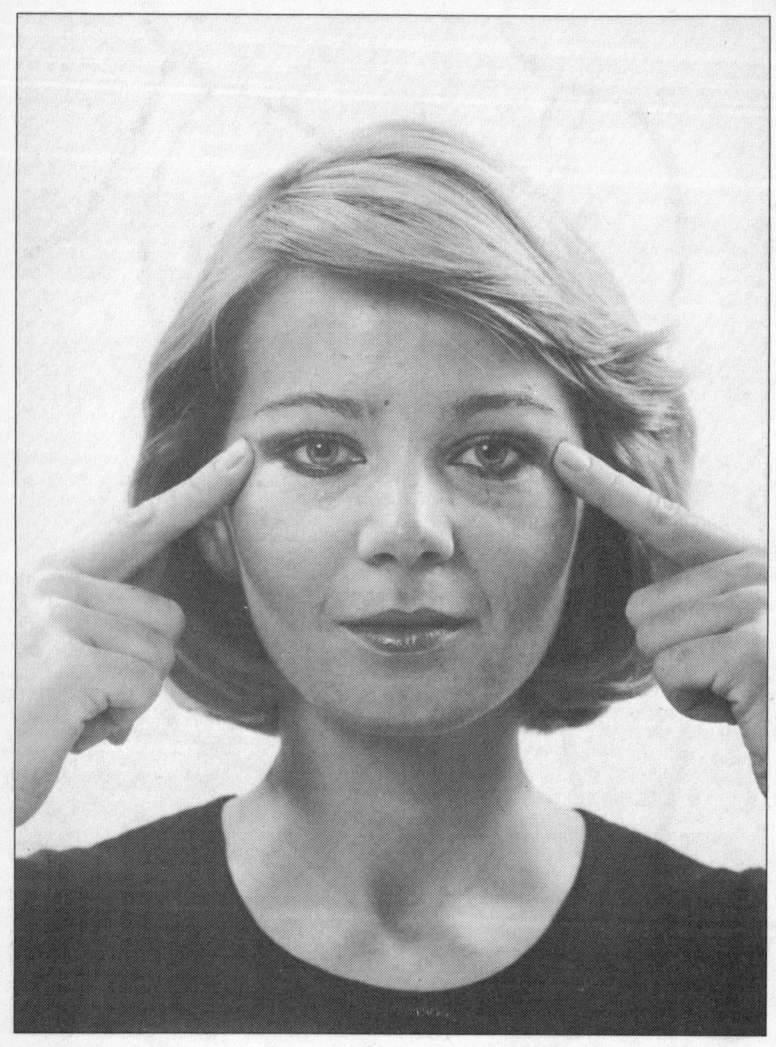

GRIPPE

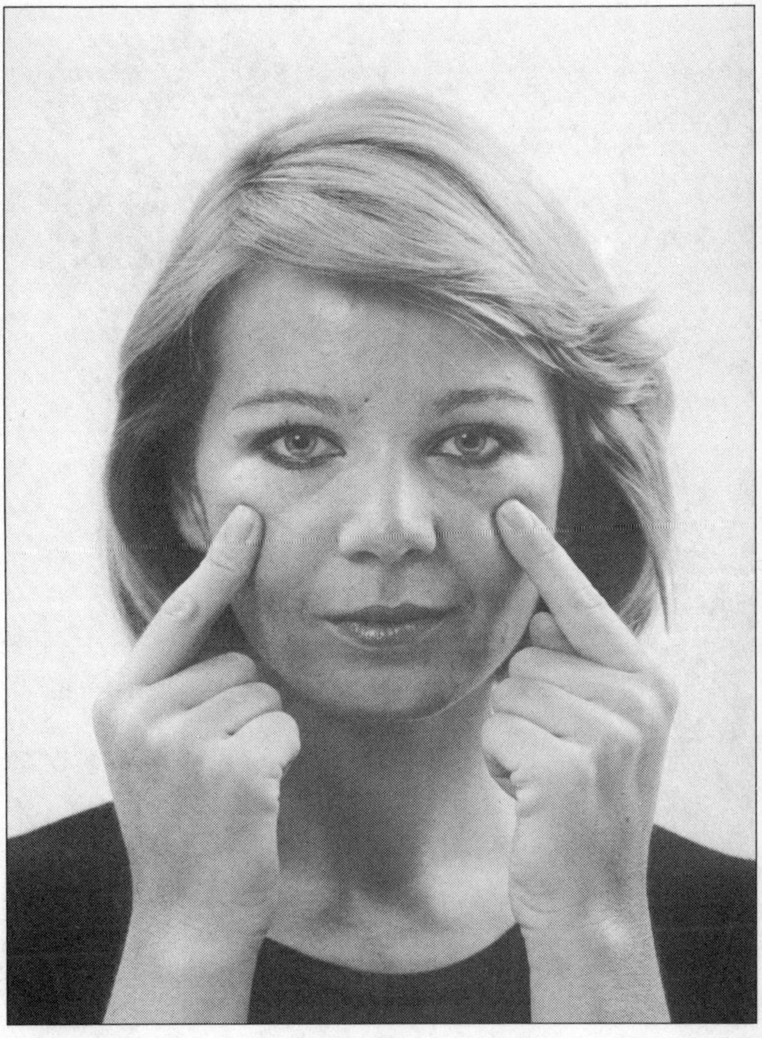

Name des Punktes:	»ku-san«	»fu-san-(li)«
Qualität:	Anregungspunkt	Beruhigungspunkt
Beeinflussung:	im Wechsel; stets beidseitig; nur leichte Akupressur; auch vorbeugend wirksam	

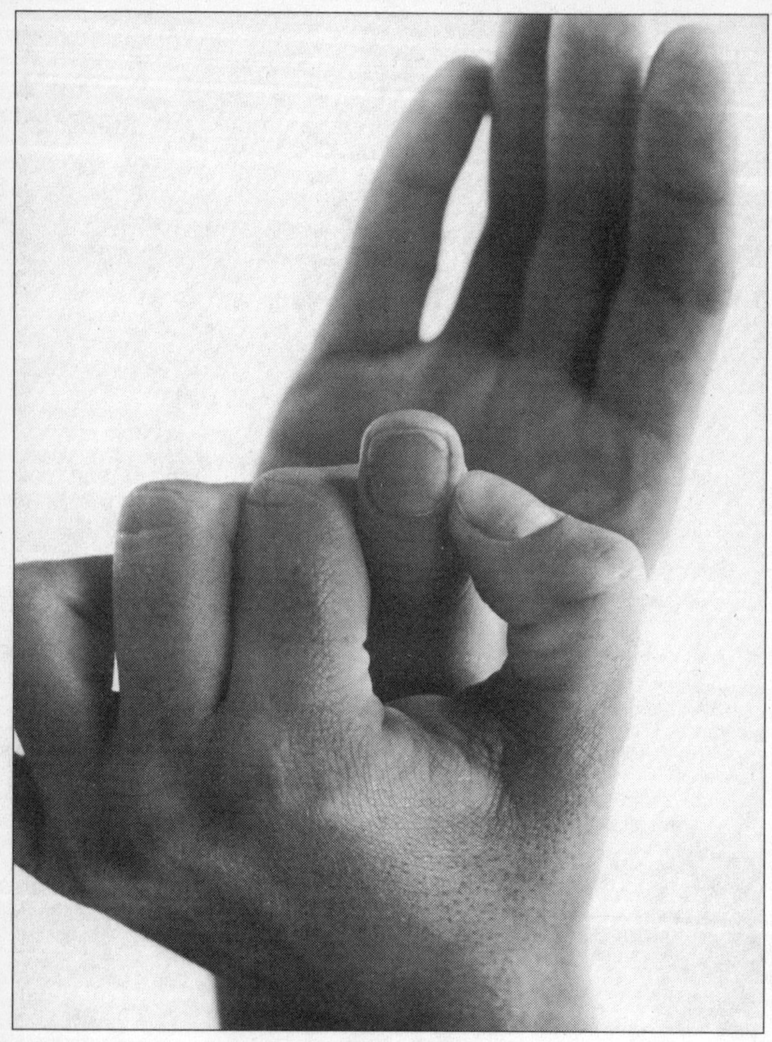

HALSSCHMERZEN (RAUHER HALS)

Moxibustion – was ist das?

»Moxibustion« heißt Heilkräuterbrennen. Diese chinesische Behandlungsart ist so alt wie die Akupunktur – 5000 Jahre! Sie wurde in Nordchina zur Therapie rheumatischer Erkrankungen entwickelt. Dabei werden über bestimmten Punkten der Haut Heilkräuter, meist die Beifuß-Pflanze (»moxa«), verbrannt, die diese Punkte erwärmen.

Moxa lindert jedoch nicht nur die rheumatischen Schmerzen. Es wird in der Volksrepublik China gegenwärtig auch bei postoperativen Beschwerden und zur Stärkung der Widerstandskraft nach längerem Krankenlager angewandt. Man rollt die Beifußblätter zu zehn Zentimeter langen Stäbchen. Auch Kegel, die auf Haltevorrichtungen zur Entzündung gebracht werden, sind üblich.

Die angenehme Durchwärmung der Punkte ist dabei ebenso heilsam wie die Einatmung des Rauches, vor allem bei Erkrankungen des oberen Nasen-Rachen-Raumes und zu deren Vorbeugung.

Name des Punktes:	»hsi-chin«
Qualität:	Anregungspunkt
Beeinflussung:	mittelkräftige Akupressur, jeweils mit dem Daumennagel; Seiten wechseln; Dauer: nur 10 Sekunden

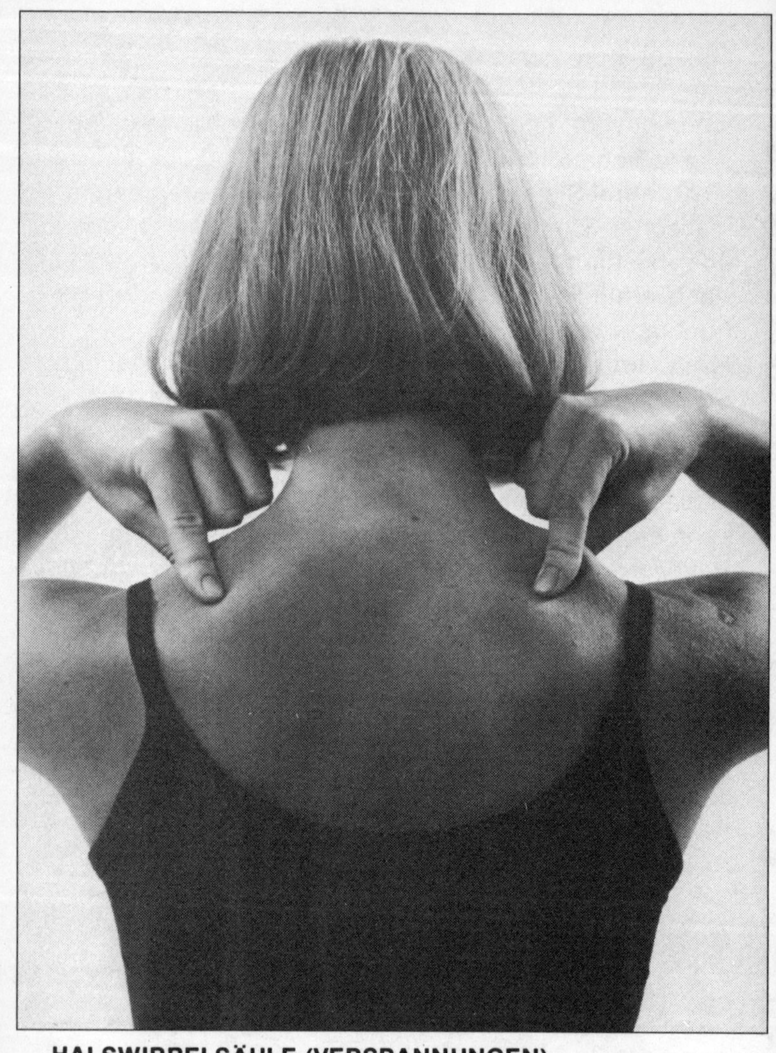

HALSWIRBELSÄULE (VERSPANNUNGEN)

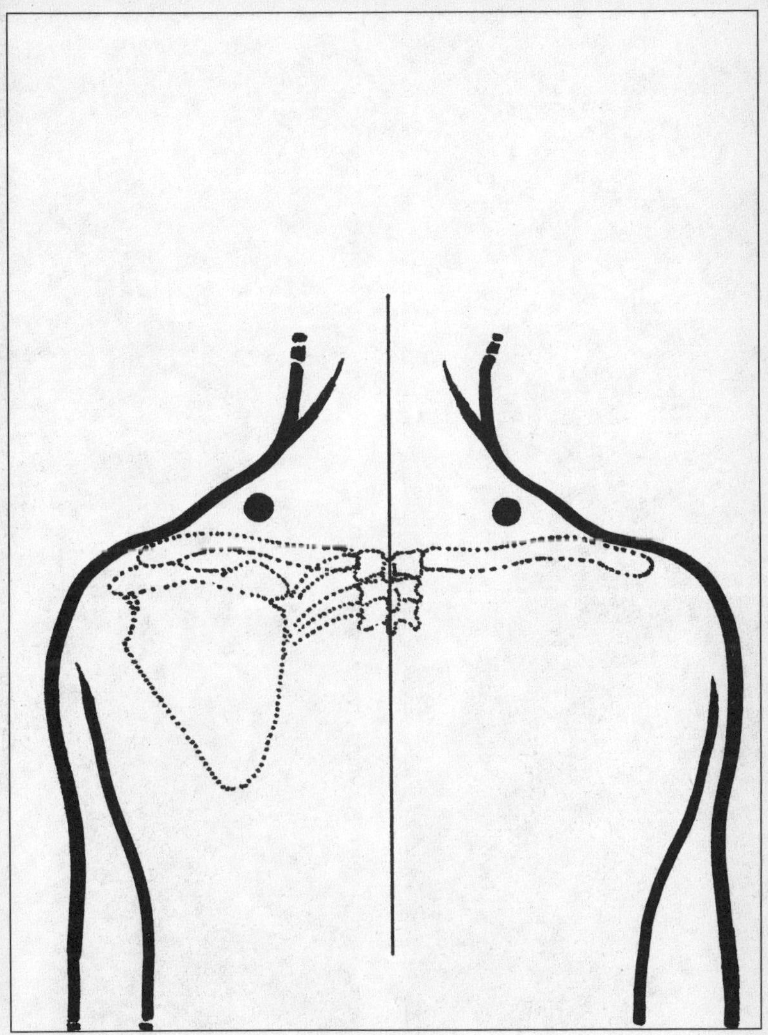

Name des Punktes:	»fei-yan«
Qualität:	Harmonisierungspunkt
Beeinflussung:	Punkte beiderseits zwischen Daumen und Zeigefinger fassen; erst leicht, dann stärker akupressieren; bei Bedarf wiederholen

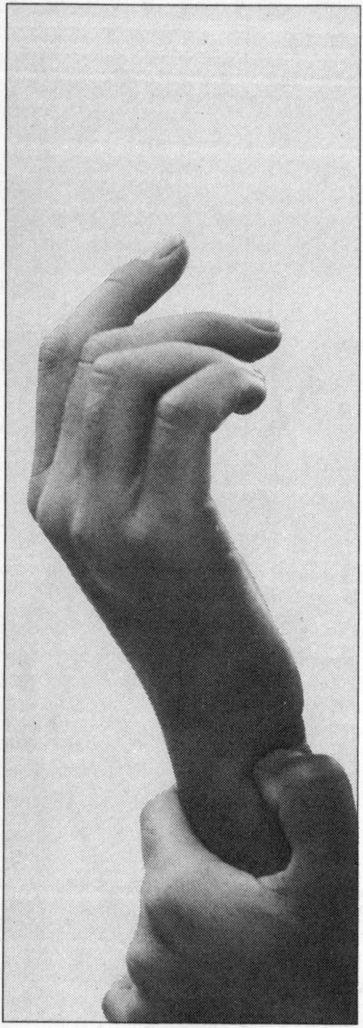

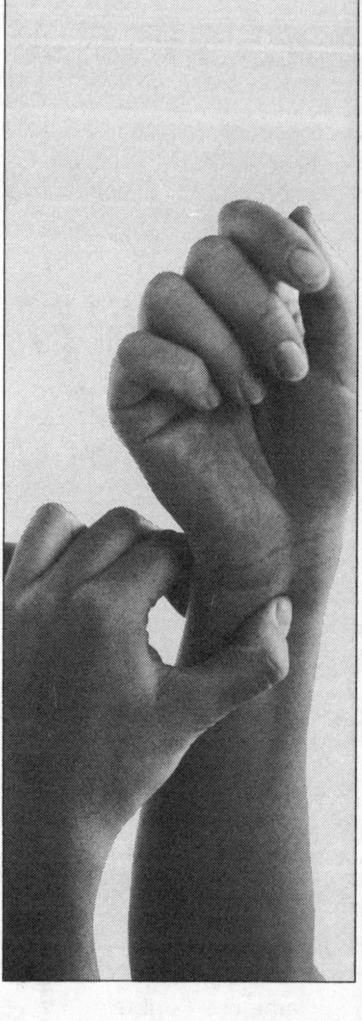

HERZSCHMERZ

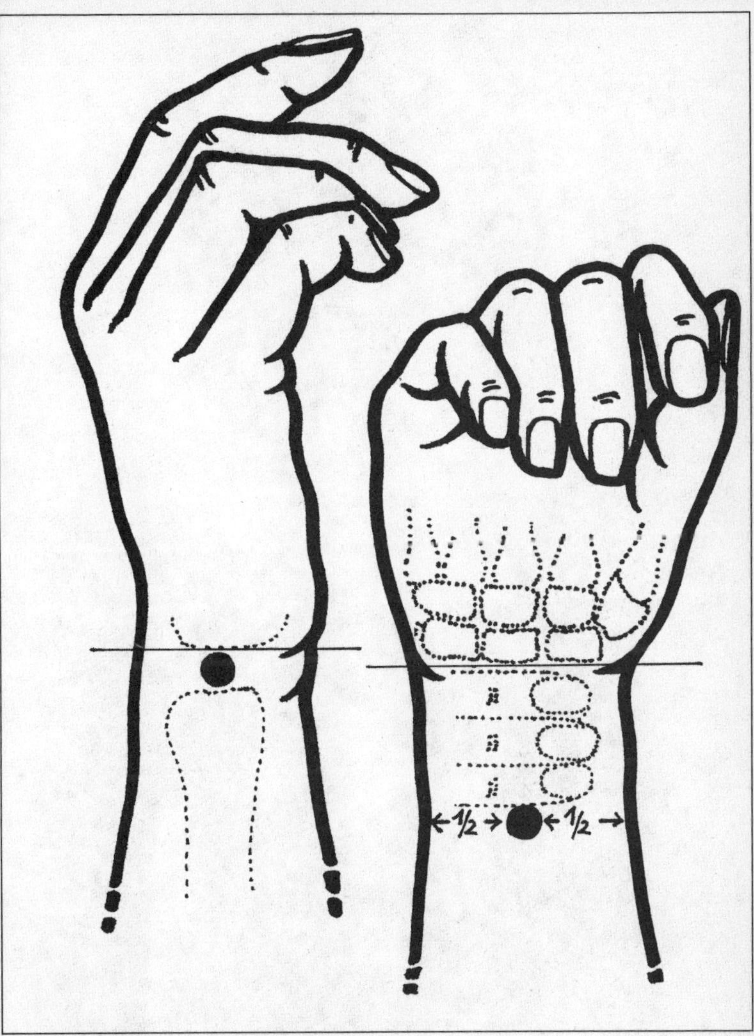

Name des Punktes:	»cha-ti« »cha-fu-(li)«
Qualität:	Beruhigungspunkte
Beeinflussung:	leichte Akupressur; auch im Liegen günstig; Ruheregeln (S. 15) beachten

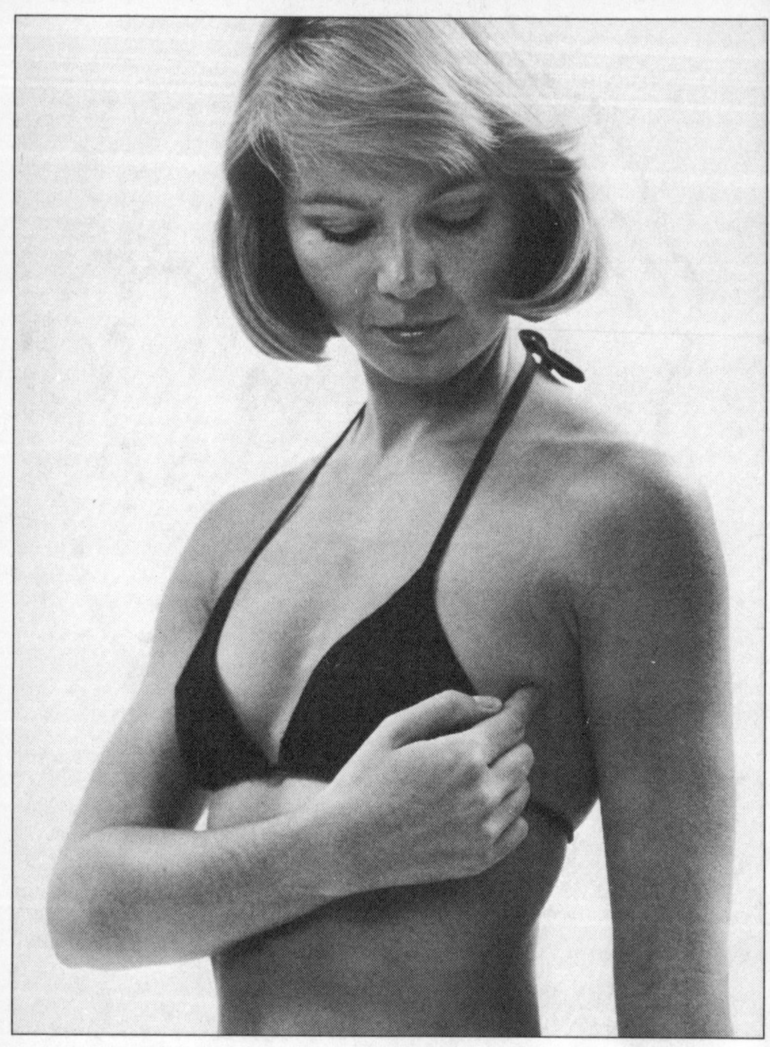

HOHER BLUTDRUCK (HYPERTONIE)

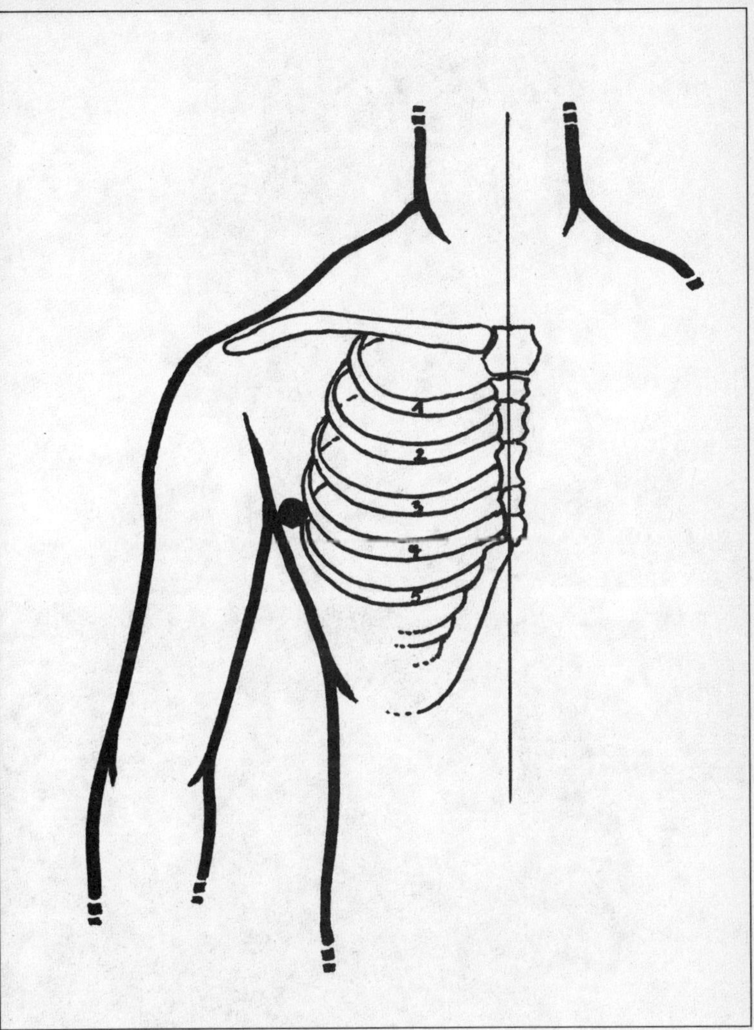

Name des Punktes: »yang-si«
Qualität: Harmonisierungspunkt
Beeinflussung: leichte Akupressur; Dauer: bis zu fünf Minuten; langzeitig über Wochen anwenden; Ruheregeln beachten

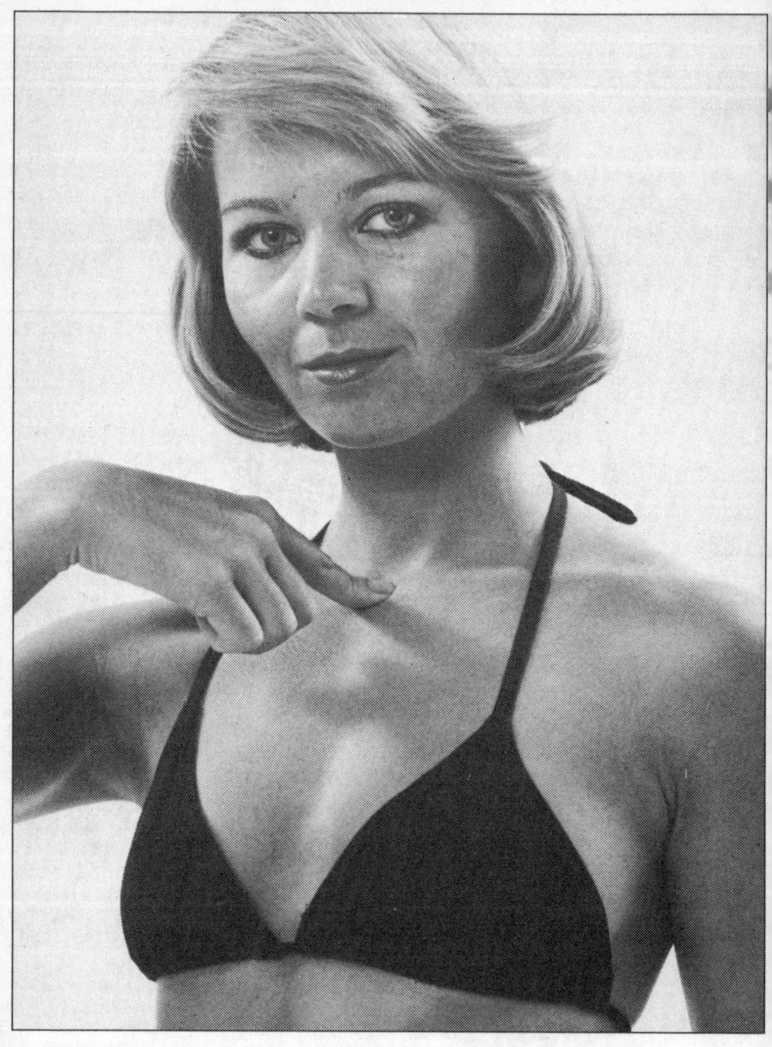

HUSTEN

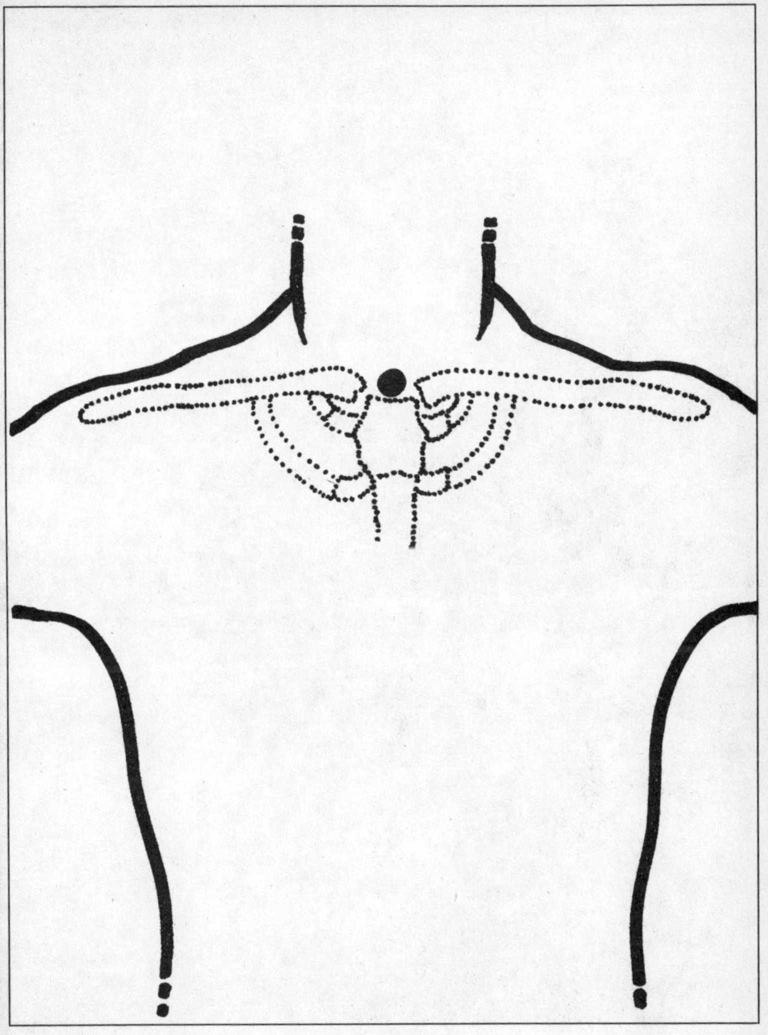

Name des Punktes: »chaba-ex«
Qualität: Spezialpunkt
Beeinflussung: leichte Akupressur bis zu einer Minute; kann jederzeit wiederholt werden

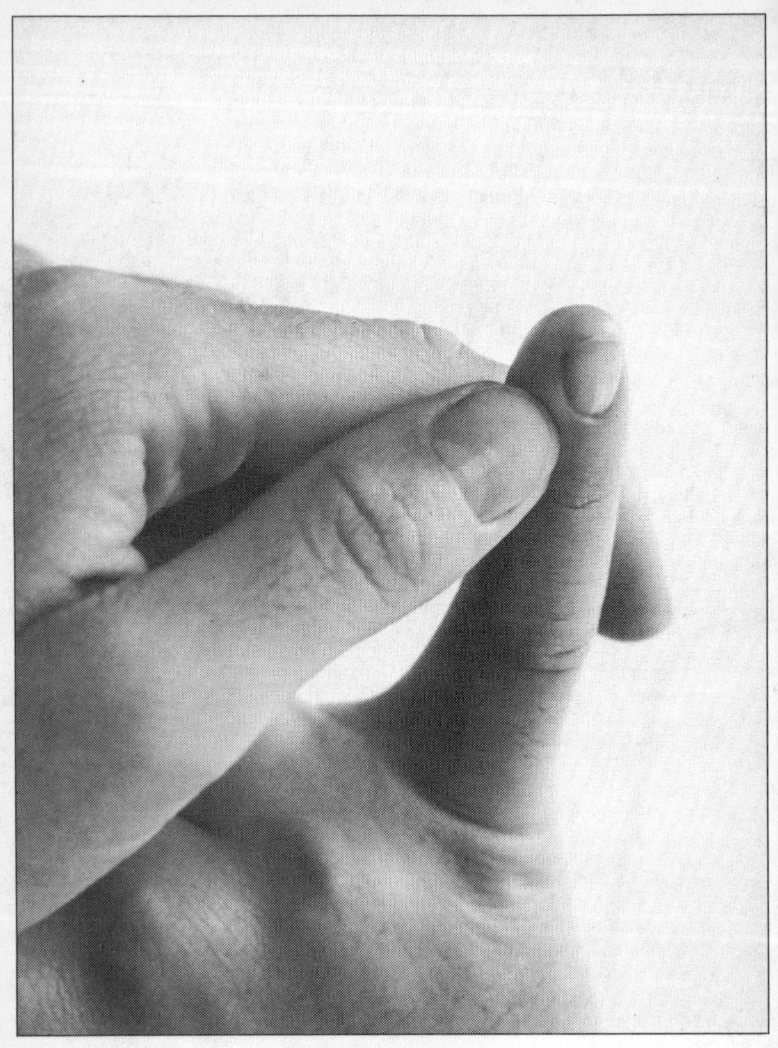

KOLLAPS / KREISLAUFANREGUNG

Müden Kreislauf munter atmen

Heilatmung ist seit altersher eine Säule der chinesischen Volksmedizin. Dabei wird bei allen Schwächezuständen, Fehlsteuerungen der Nerven, bei Bettlägerigkeit und im Alter durch den rhythmischen Wechsel von »Üben« und »Verweilen« versucht, dem menschlichen Organismus Ruhe und Gleichmaß zurückzugeben.
Die Heilatmung ist eine wirkungsvolle Ergänzungsbehandlung der Akupressur. Man beginnt mit leichten, lockeren Übungen: Der Patient lernt – möglichst unter Anleitung einer erfahrenen Atemtherapeutin – zuerst einmal, richtig durch die Nase zu atmen. Stufenweises Üben ermöglicht dann, die Atmung dem Willen zu unterwerfen und sie schließlich willentlich zu kontrollieren, ohne sich darauf konzentrieren zu müssen.
Wegen des engen Zusammenhangs zwischen Atmung und Blutumlauf bessern sich Kreislaufbeschwerden durch eine »richtige« Atmung besonders rasch und nachhaltig.

Name des Punktes:	»wuh-te«
Qualität:	Anregungspunkt
Beeinflussung:	intensive Akupressur mit dem Daumennagel (schmerzhaft); kurzzeitig; Ruhelage vorteilhaft

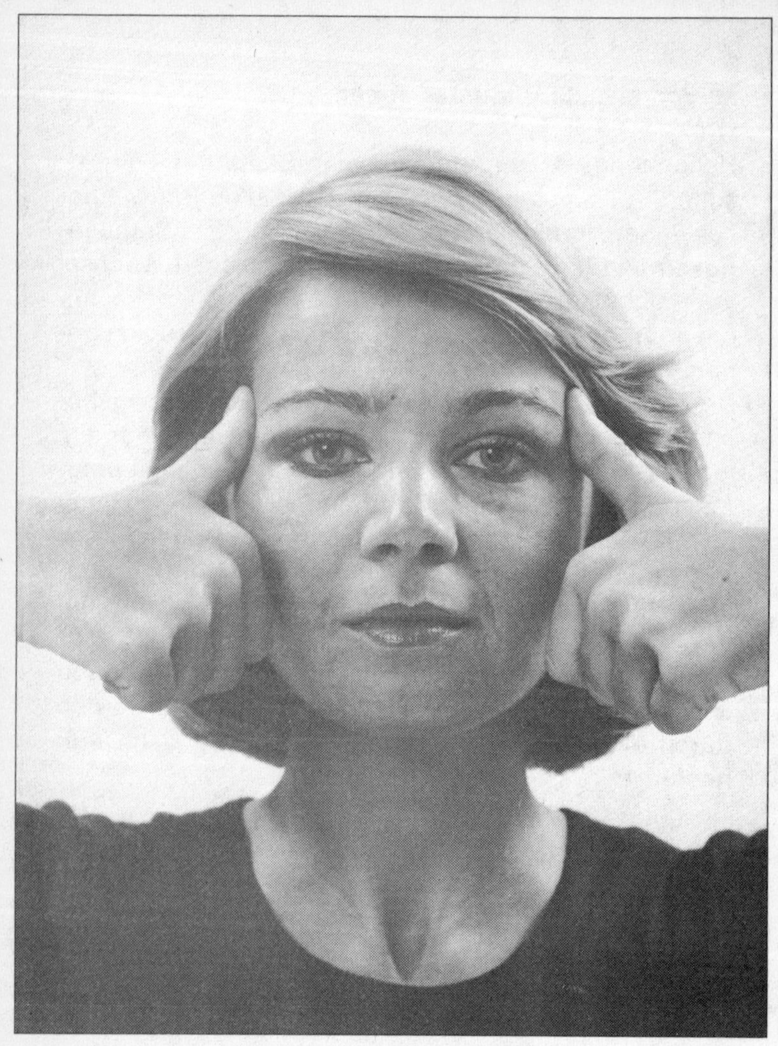

KOPFSCHMERZ (STIRNKOPFSCHMERZ)

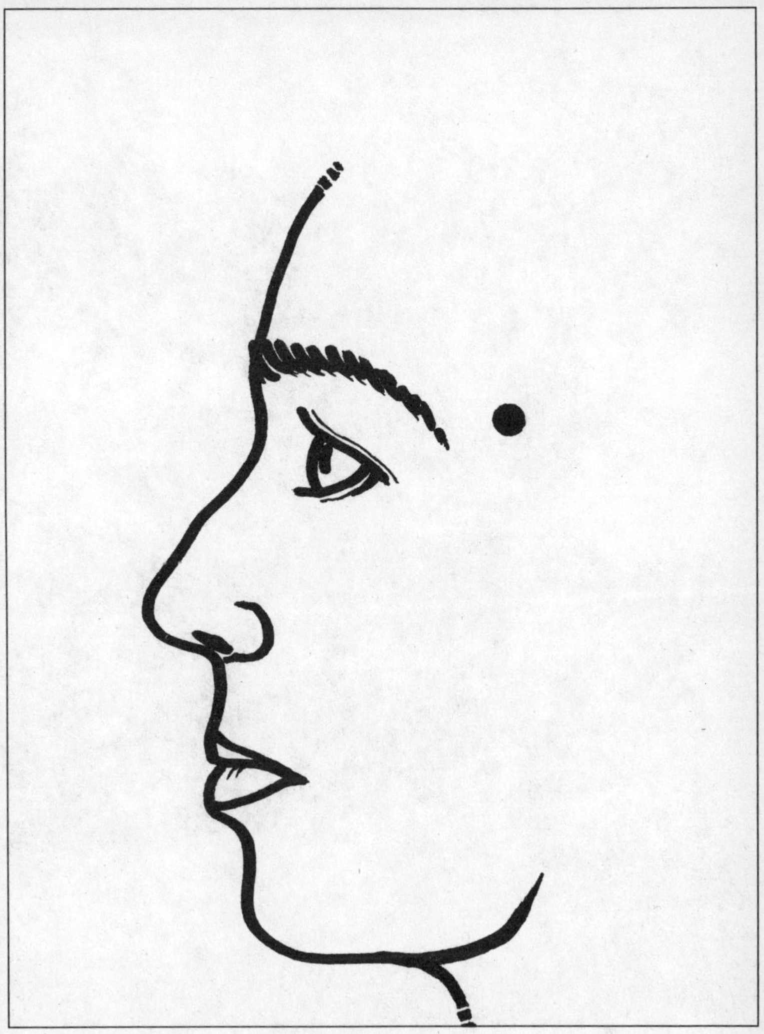

Name des Punktes:	»hsi-san«
Qualität:	Beruhigungspunkt
Beeinflussung:	leicht; stets beiderseits gleichzeitig; Augen schließen

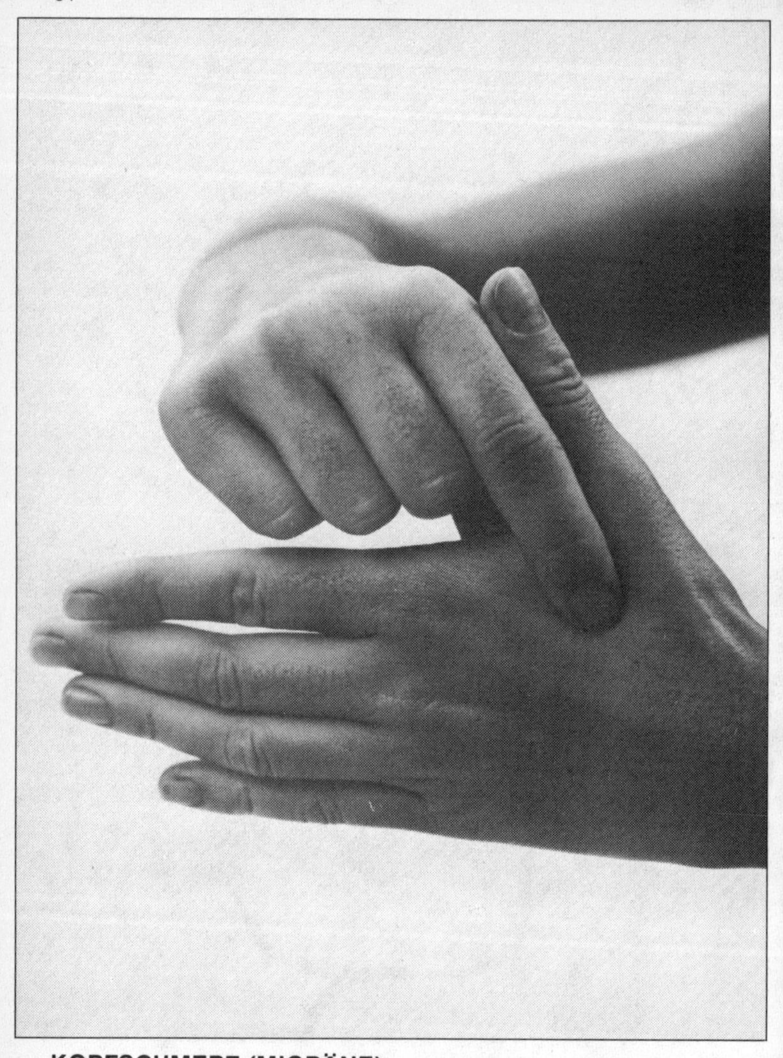

KOPFSCHMERZ (MIGRÄNE)

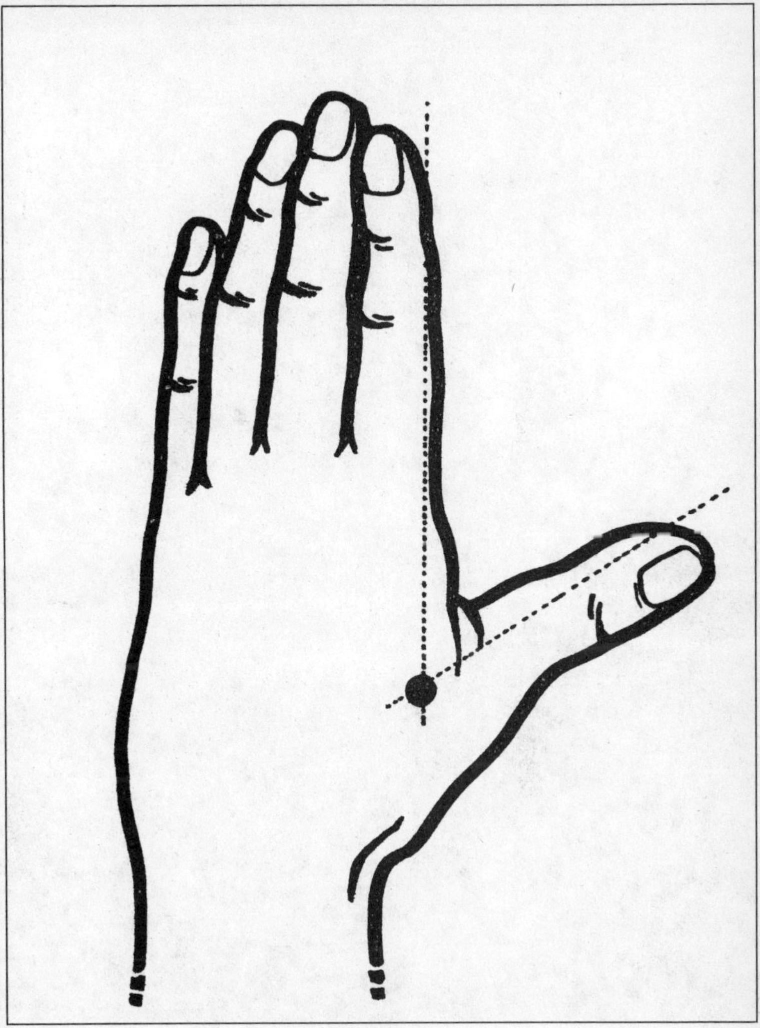

Name des Punktes:	»ho-ku«
Qualität:	Beruhigungspunkt
Beeinflussung:	rhythmische leichte Akupressur; den Punkt zwischen Daumen und Zeigefinger nehmen; Dauer: bis fünf Minuten

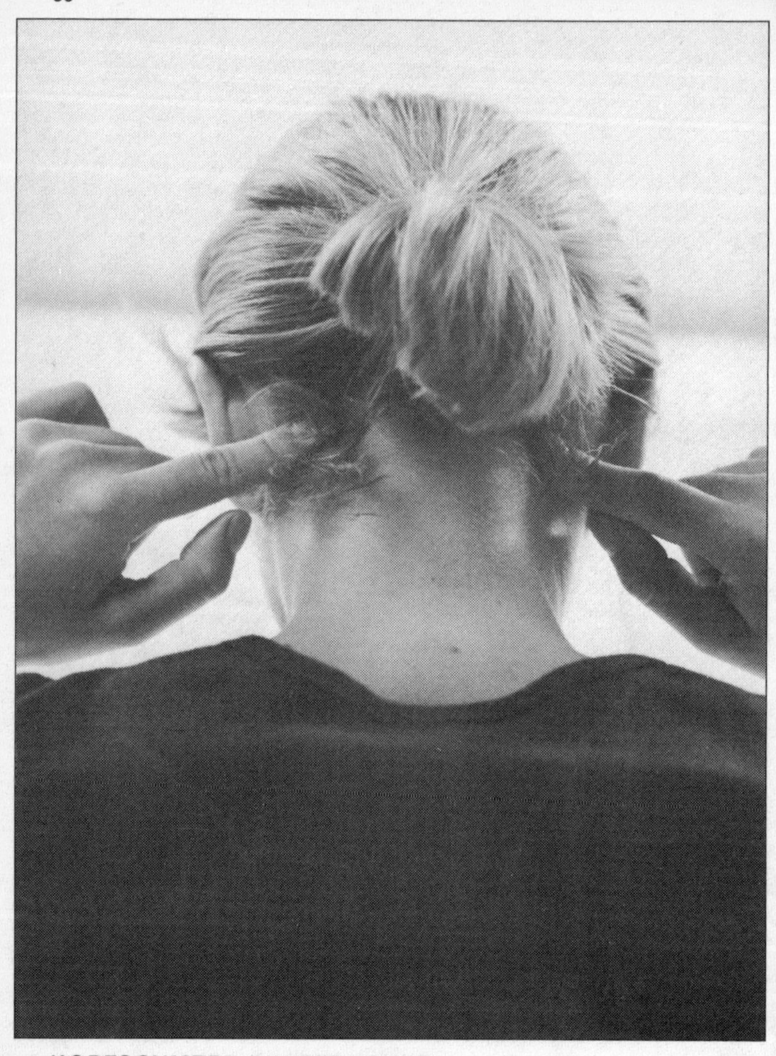

KOPFSCHMERZ (HINTERHAUPT)

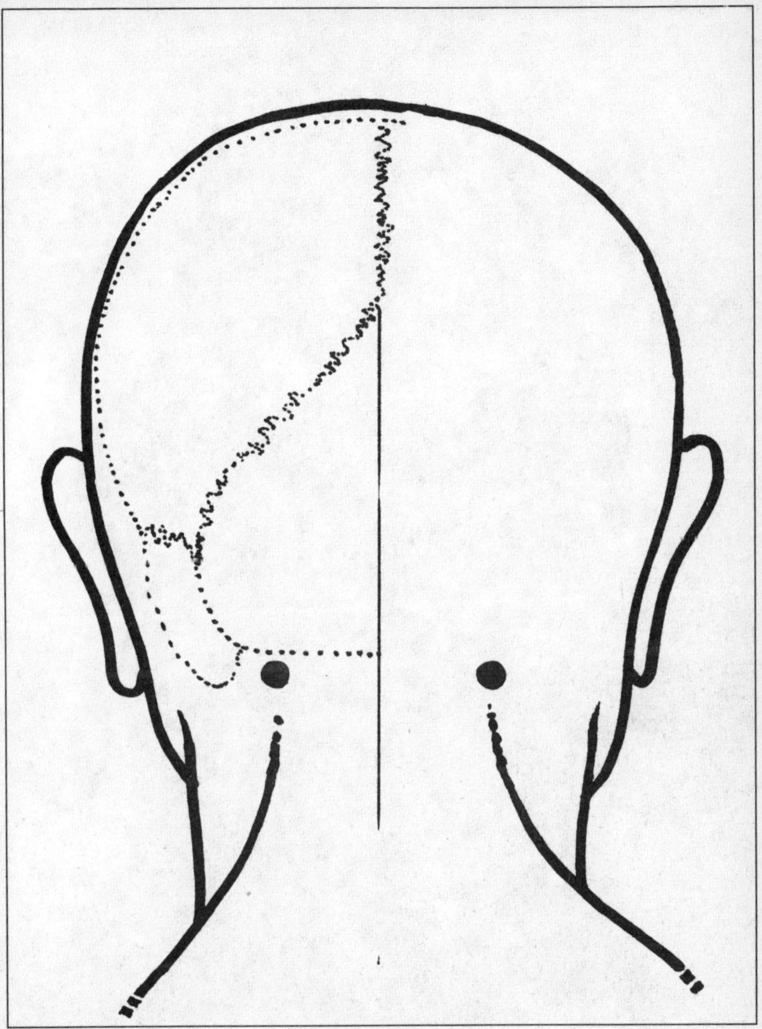

Name des Punktes: »fen-chi«
Qualität: Spezialpunkt
Beeinflussung: kräftige rhythmische Akupressur; auch möglich mit beiden Daumen; stets beide Punkte gleichzeitig behandeln

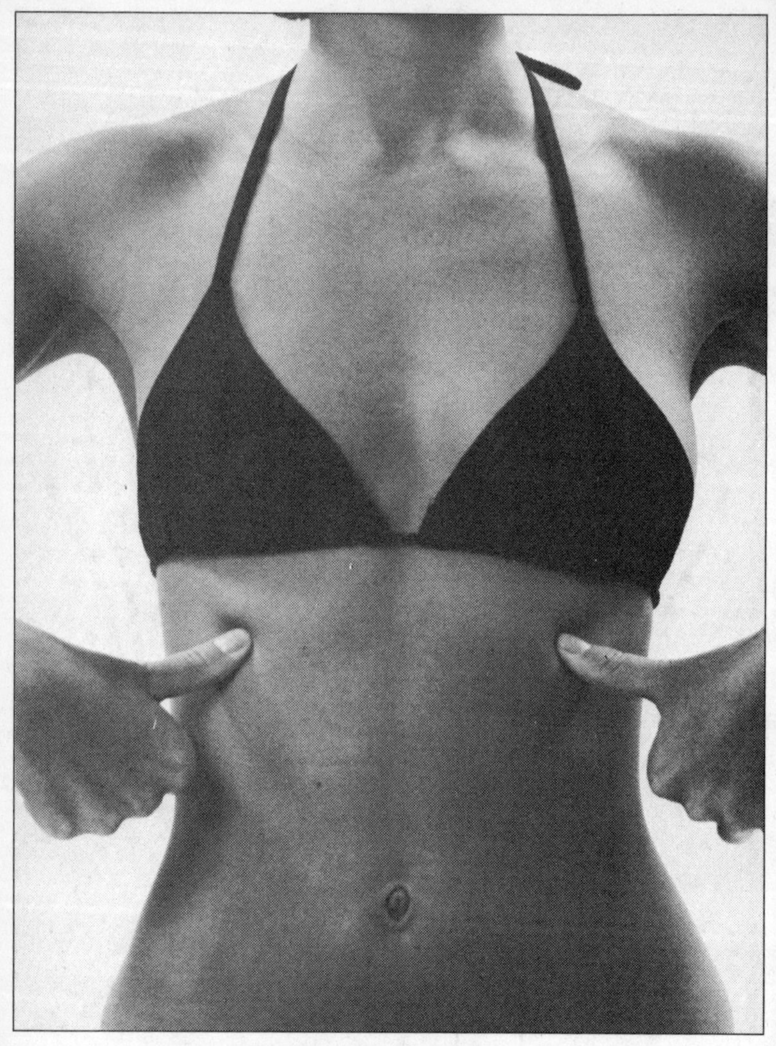

LUFTMANGEL (LUNGENANREGUNG)

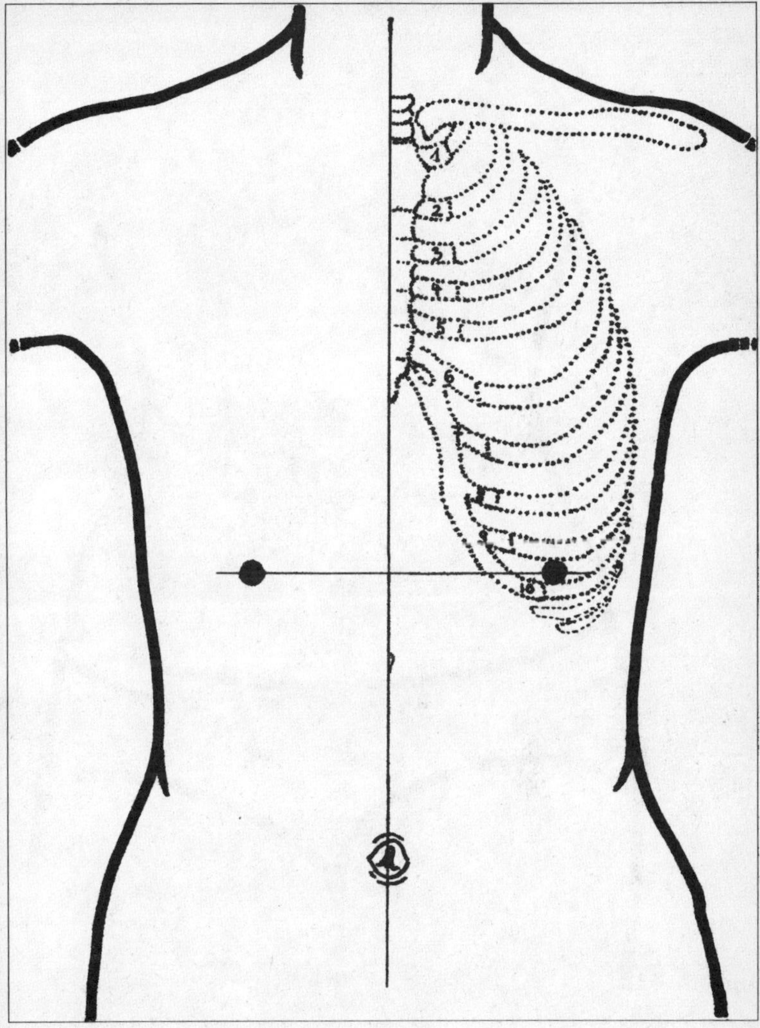

Name des Punktes: »tu-li«
Qualität: Anregungspunkt
Beeinflussung: immer zusammen beeinflussen (Symmetrie!); leichte Akupressur; Dauer: kurzzeitig, aber wiederholbar

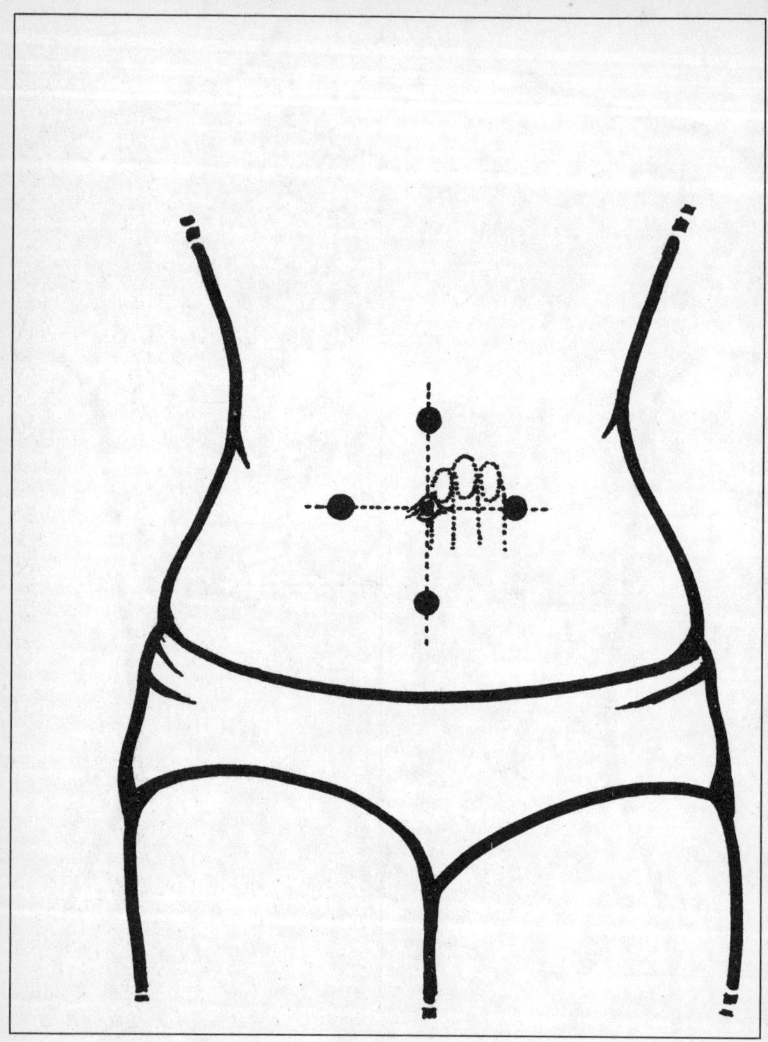

MAGEN-DARM-STÖRUNGEN

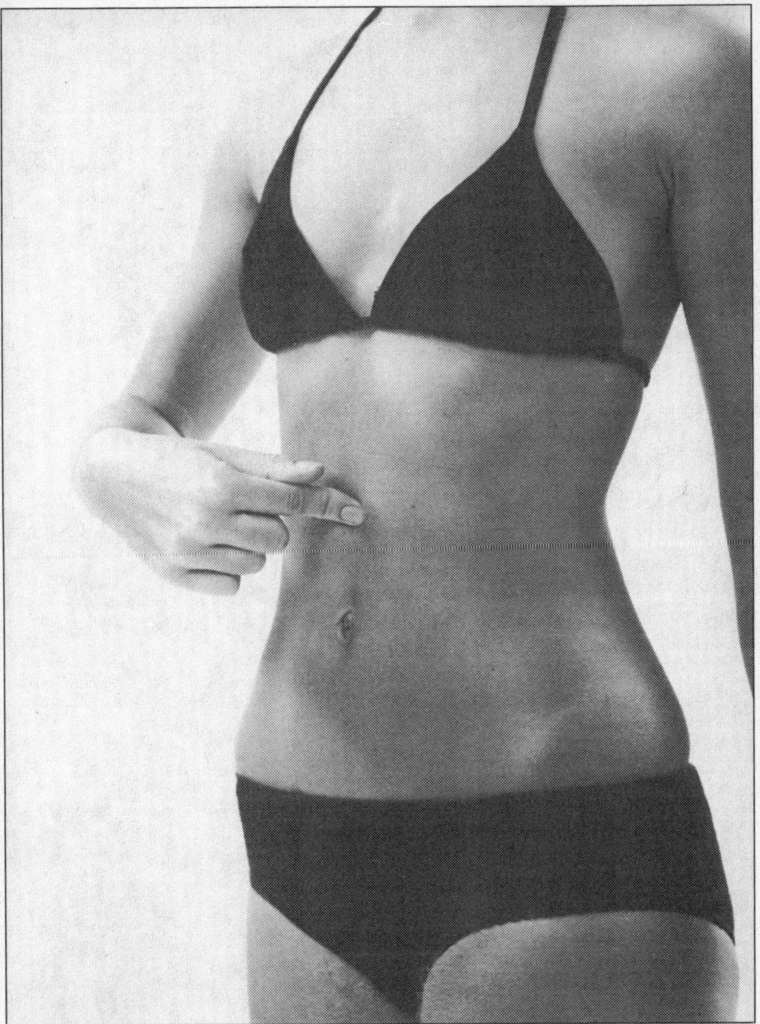

Name des Punktes:	»tu-schen«
	Magenschmerzen (Krämpfe)
Qualität:	Harmonisierungspunkt
Beeinflussung:	nur leicht, jedoch ausdauernd akupressieren; Bettruhe ist dabei nützlich

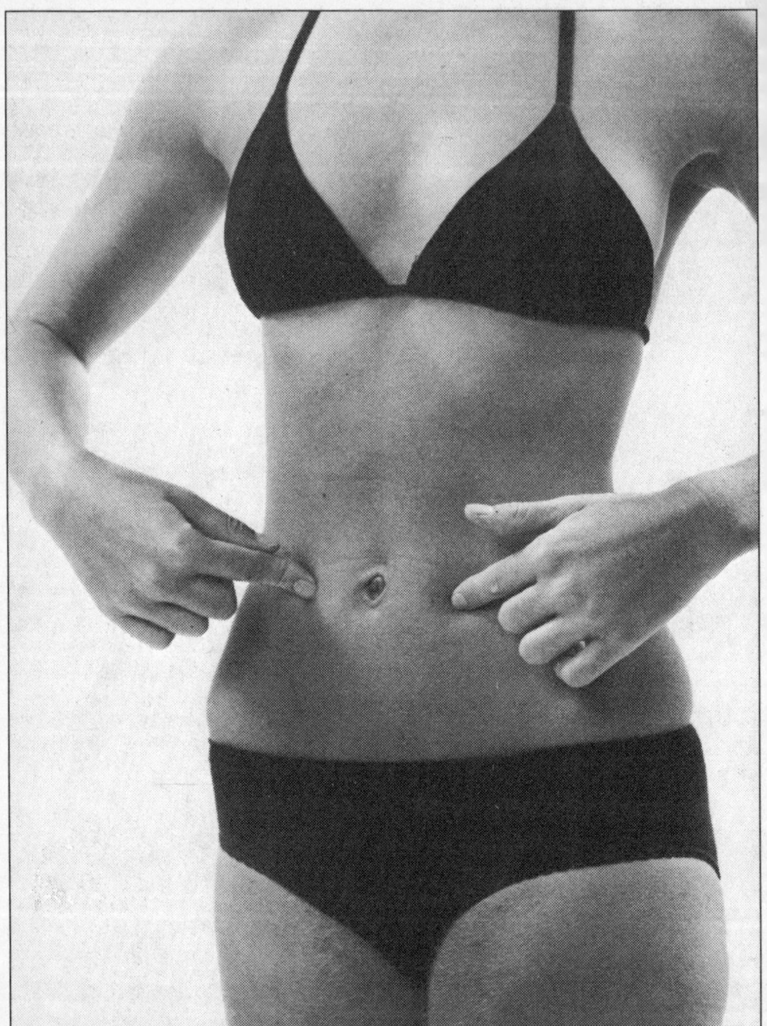

Name des Punktes:	»tu-schiau-(li)«
	Durchfall
Qualität:	Harmonisierungspunkt
Beeinflussung:	nur leicht, jedoch ausdauernd akupressieren; Bettruhe ist dabei nützlich

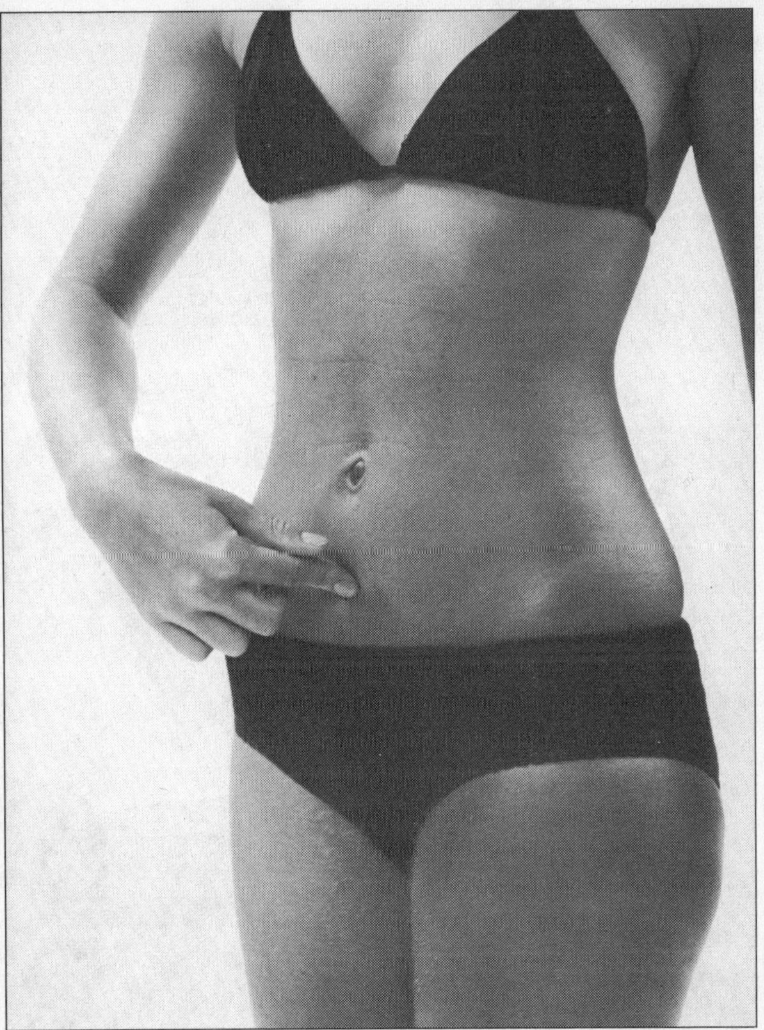

Name des Punktes:	»tu-hsio« Verstopfung
Qualität:	Harmonisierungspunkt
Beeinflussung:	nur leicht, jedoch ausdauernd aku- pressieren; Bettruhe ist dabei nützlich

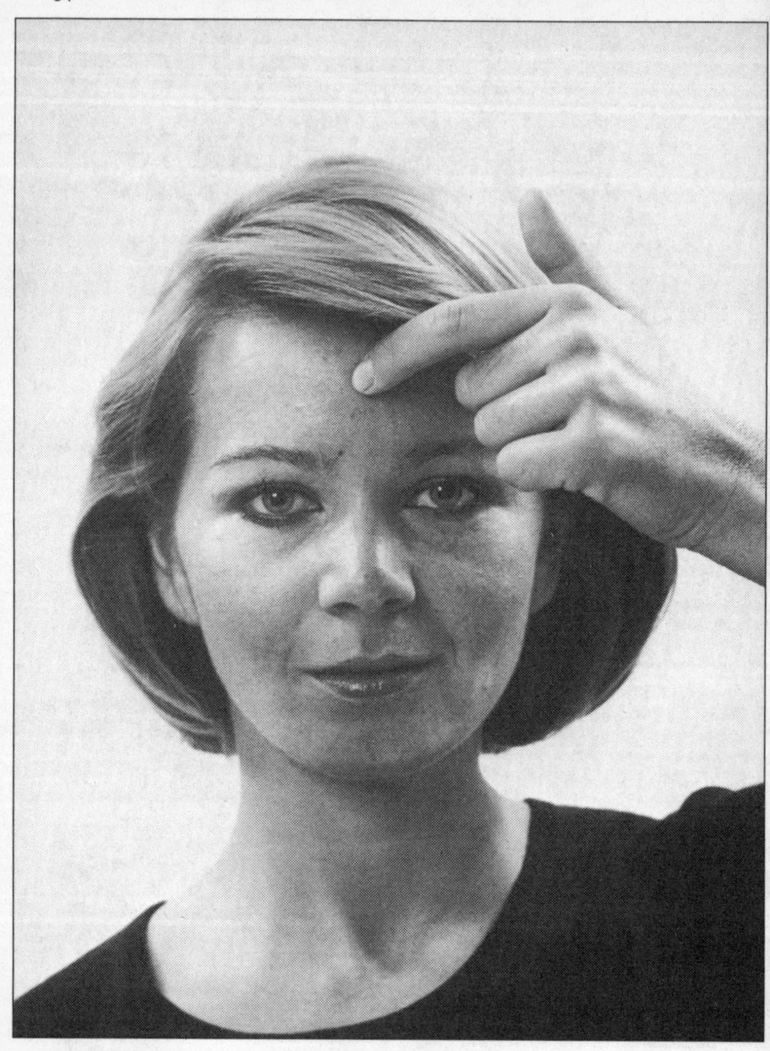

MENSTRUATIONSBESCHWERDEN

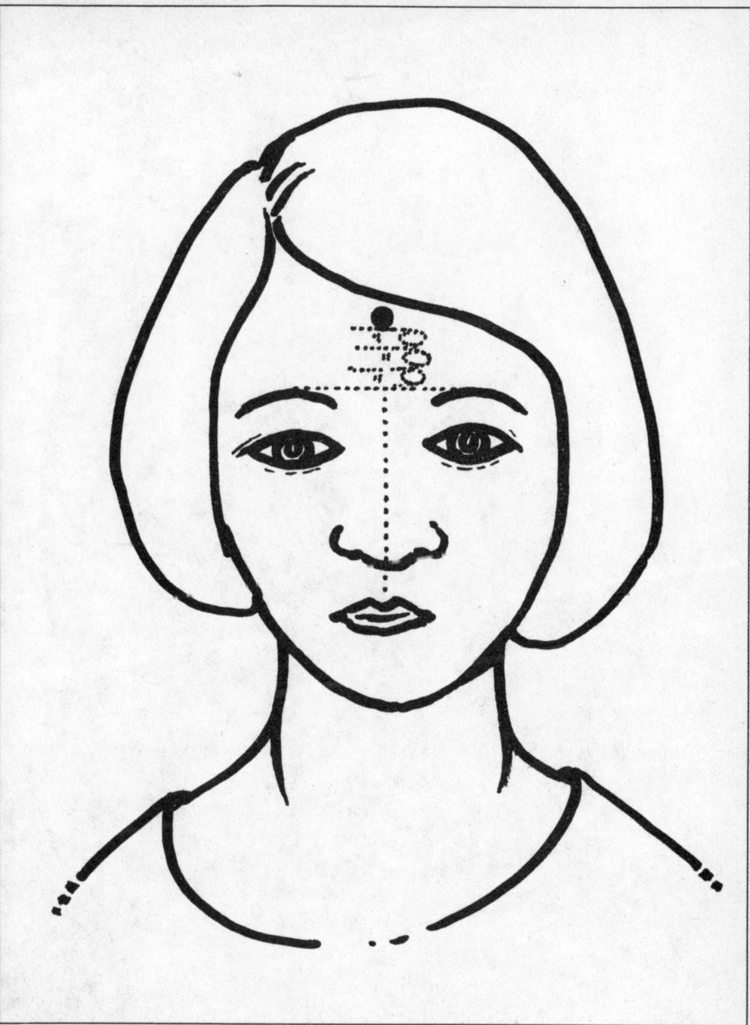

Name des Punktes: »Konzeptions«-Punkt
Qualität: Harmonisierungspunkt
Beeinflussung: mehrfach wiederholte leichte Punkt-Massage während der »kritischen Tage«; Dauer: bis Wirkungseintritt

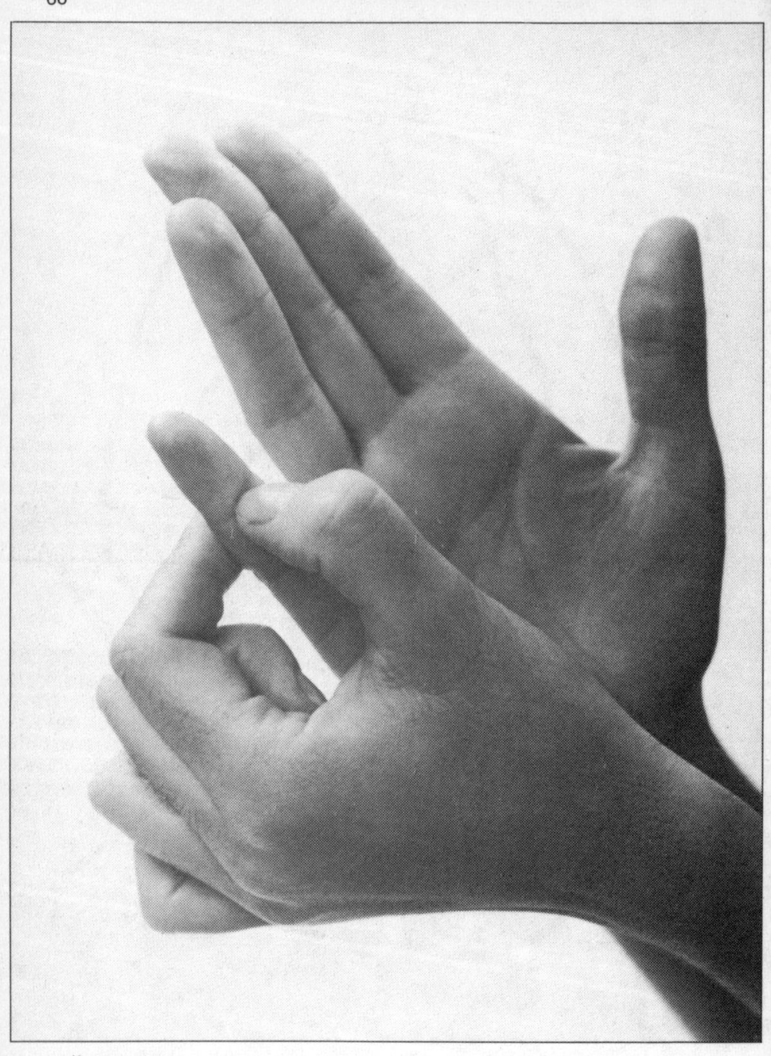

MÜDIGKEIT

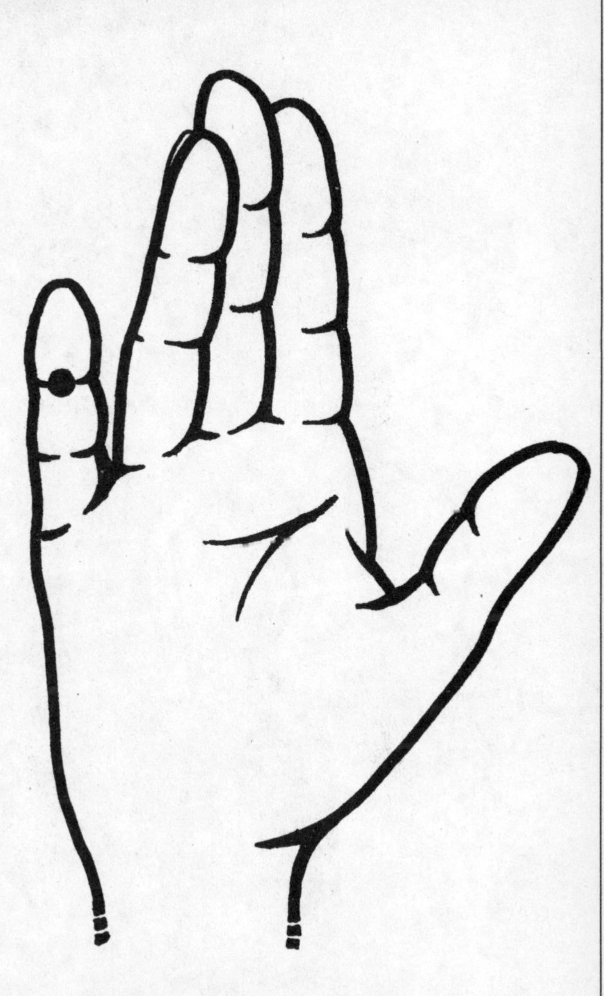

Name des Punktes:	»pia-san«
Qualität:	Anregungs-(Spezial-)Punkt
Beeinflussung:	bei Bedarf; kräftige Akupressur; Wirkung hält eine Stunde an; Wiederholung statthaft

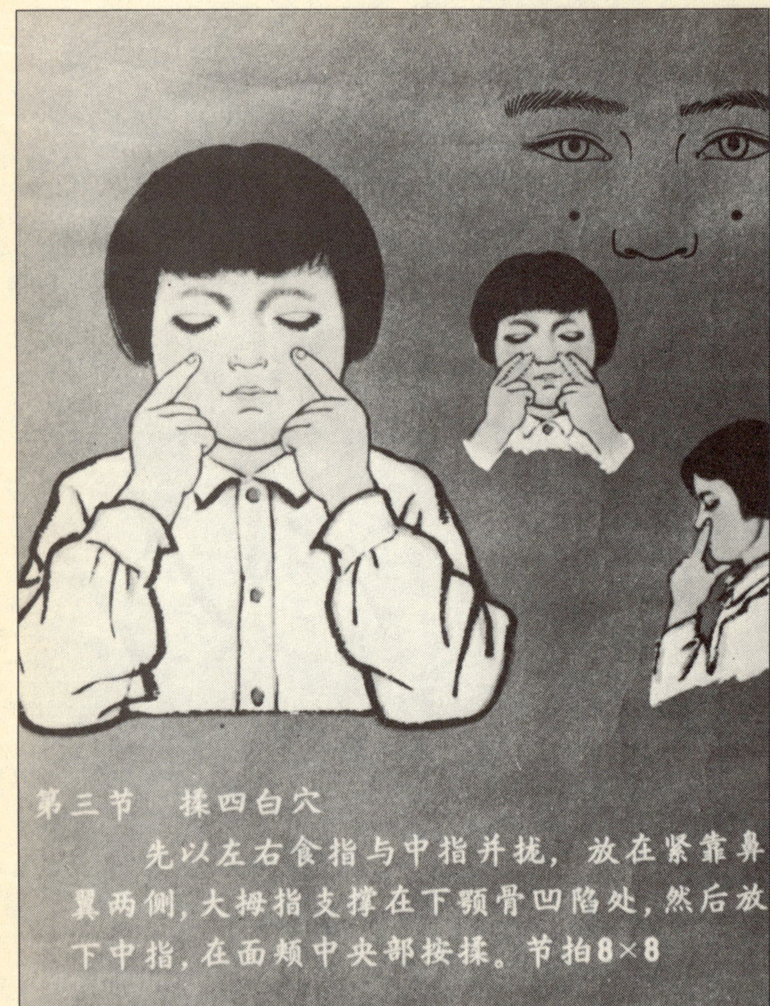

NASENNEBENHÖHLENKATARRH

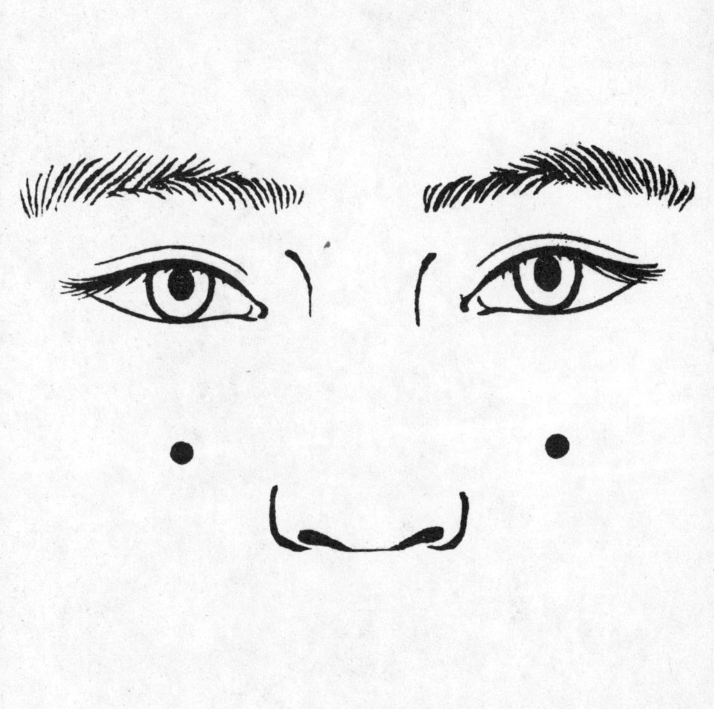

Name des Punktes:	»si-bai«
Qualität:	Spezialpunkt
Beeinflussung:	mäßig starke Akupressur; Augen geschlossen halten; 64 (»Zahl 8 × 8«) Rotationen

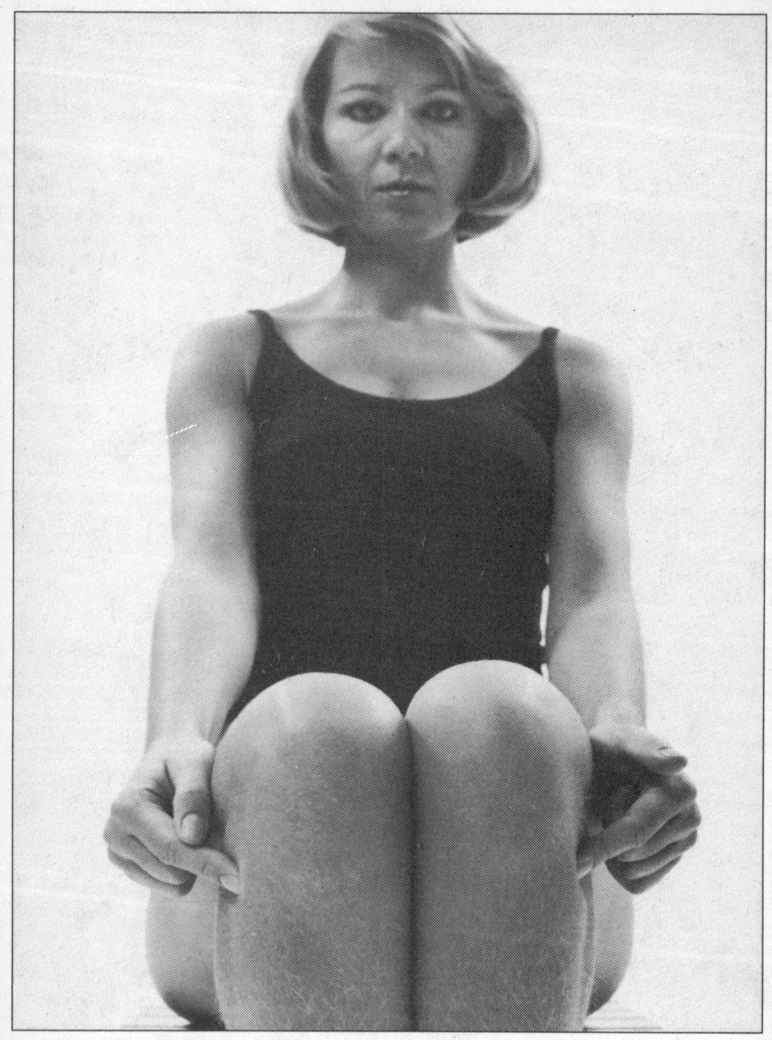

NERVOSITÄT

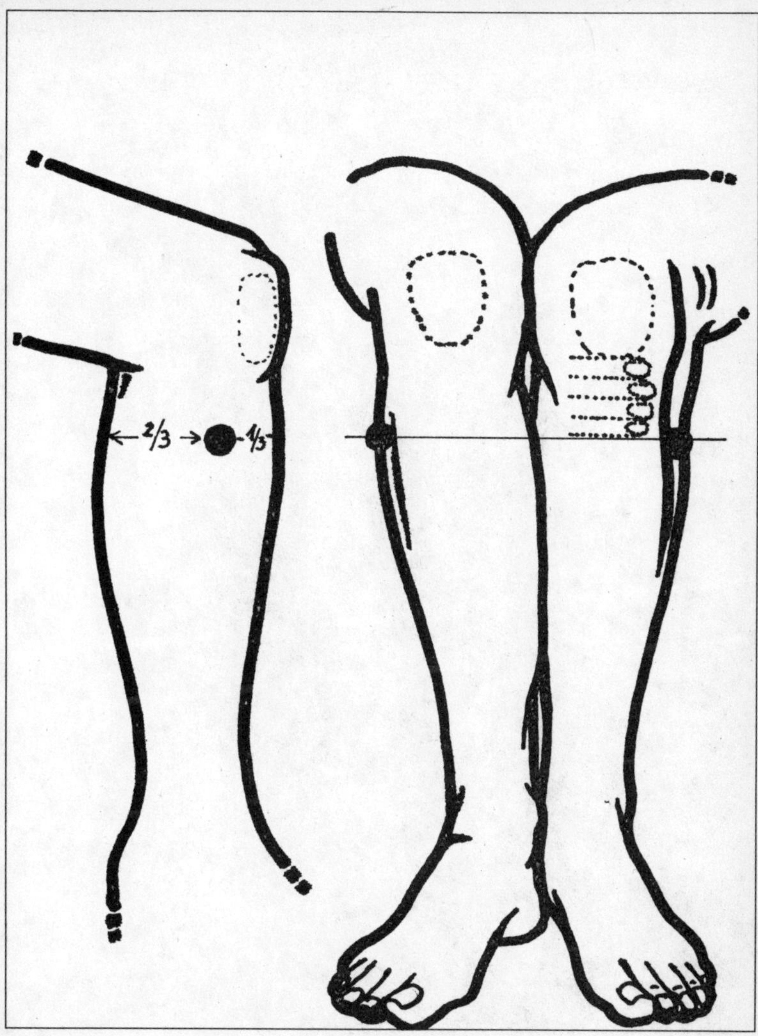

Name des Punktes:	»Göttlicher Gleichmut«
Qualität:	Harmonisierungspunkt
Beeinflussung:	leichte Akupressur; stets beiderseits gleichzeitig; Dauer: bis zu fünf Minuten

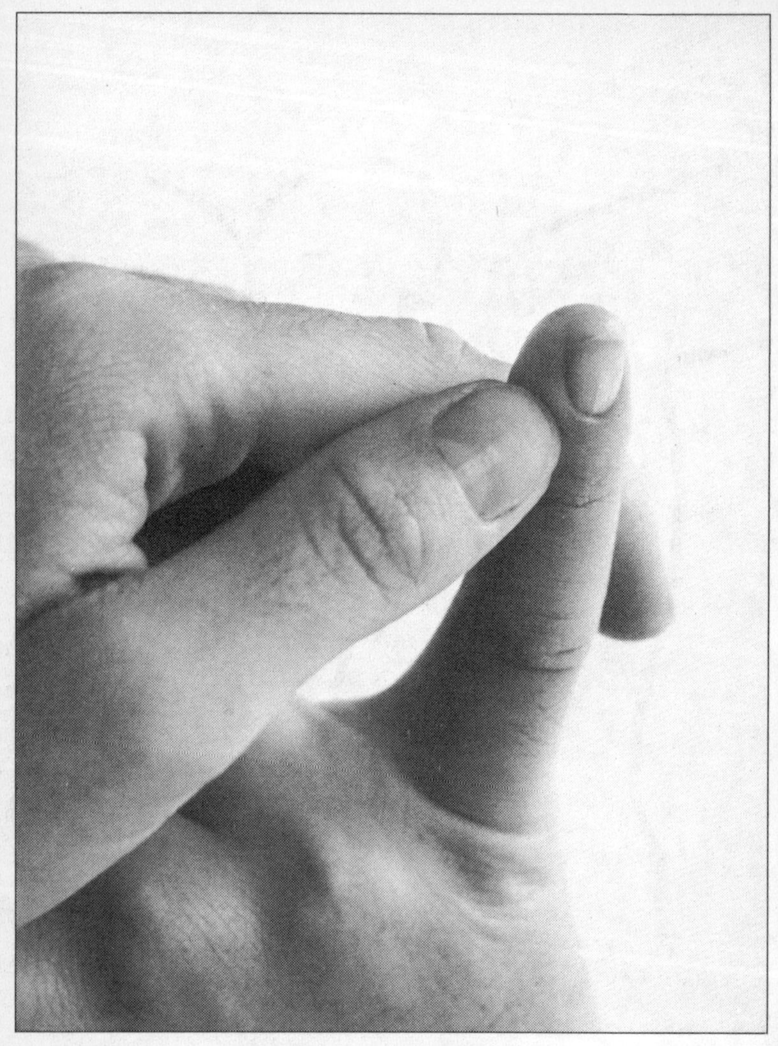

NIEDRIGER BLUTDRUCK (HYPOTONIE)

Der Siegeszug der Akupressur

ist nicht mehr aufzuhalten. In China und vielen anderen asiatischen Ländern wird Akupressur in den Schulen gelehrt. In den Vereinigten Staaten praktizieren Tausende von Heilkundigen die neu entdeckte Methode. In Europa ist das Wort, vor kurzem noch völlig unbekannt, auf dem besten Weg, Allgemeingut zu werden.
Damit schließt sich ein alter Ring: Akupressur wurde vor zweitausend Jahren im griechisch-römischen Kulturkreis als »locus dolendi«-Therapie längst praktiziert! Die großen Ärzte dieser Zeit empfahlen bei Schmerzen, den Ort (»locus«) des Übels (»dolendi«) zu akupressieren.
Leider versank die Methode für Jahrhunderte in Vergessenheit. Nun ist Akupressur wieder da! Hilfreich, sicher und nebenwirkungsfrei. Eine ideale Methode der Selbstbehandlung gegen die alten und neuen Übel, welche den Menschen quälen. Eine gute Nachricht.

Name des Punktes:	»wuh-te«
Qualität:	Anregungspunkt
Beeinflussung:	Daumennagelakupressur; besonders wirkungsvoll morgens im Bett; Behandlung kurzzeitig, aber intensiv

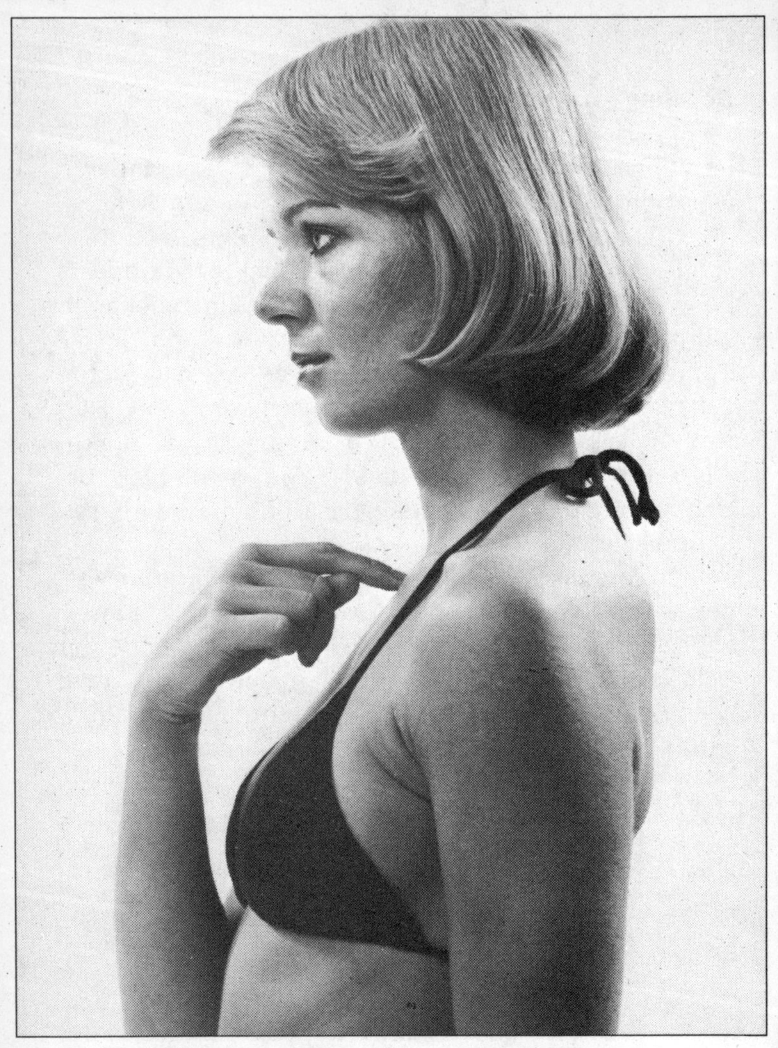

NIKOTINENTWÖHNUNG

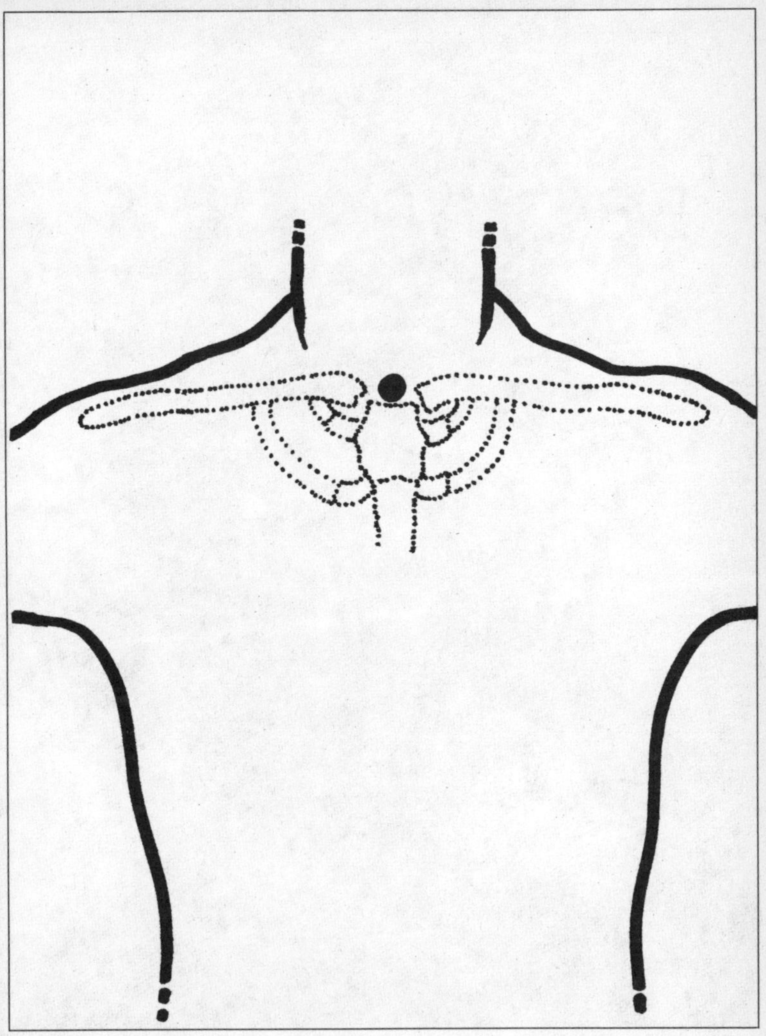

Name des Punktes:	»chaba-ex«
Qualität:	Spezialpunkt
Beeinflussung:	bei Rauchgelüsten intensive schmerzhafte Akupressur; kurzzeitig; anschließend noch Therapie wie bei niedrigem Blutdruck (siehe dort)

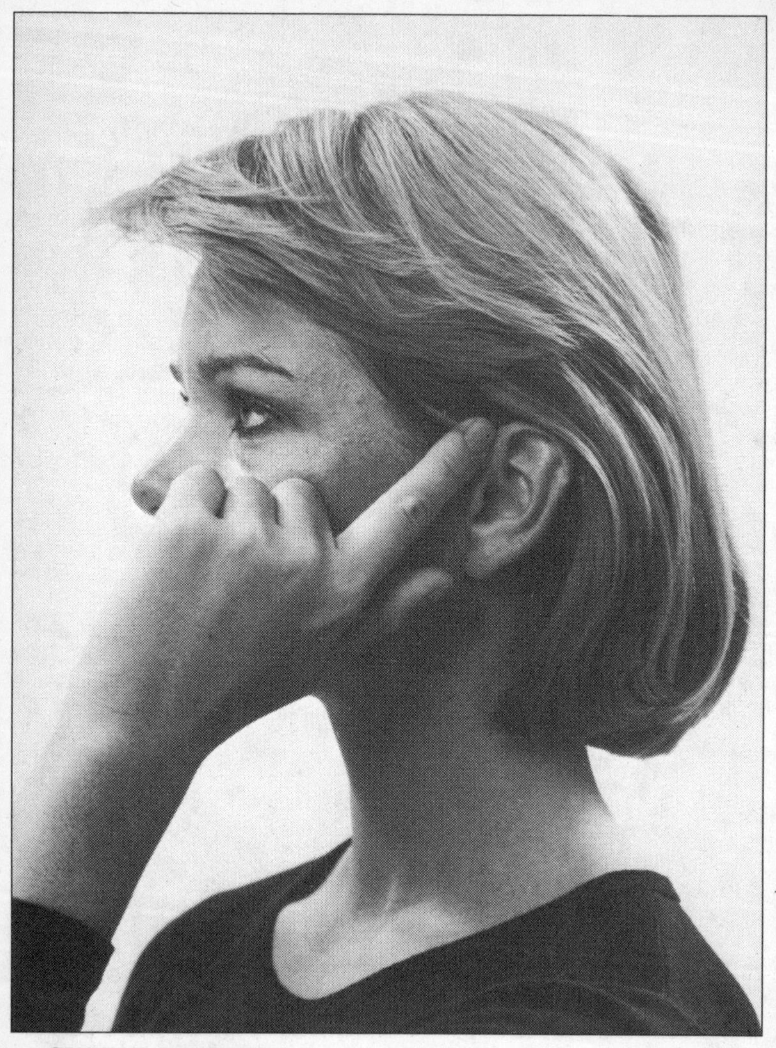

OHRENSCHMERZEN

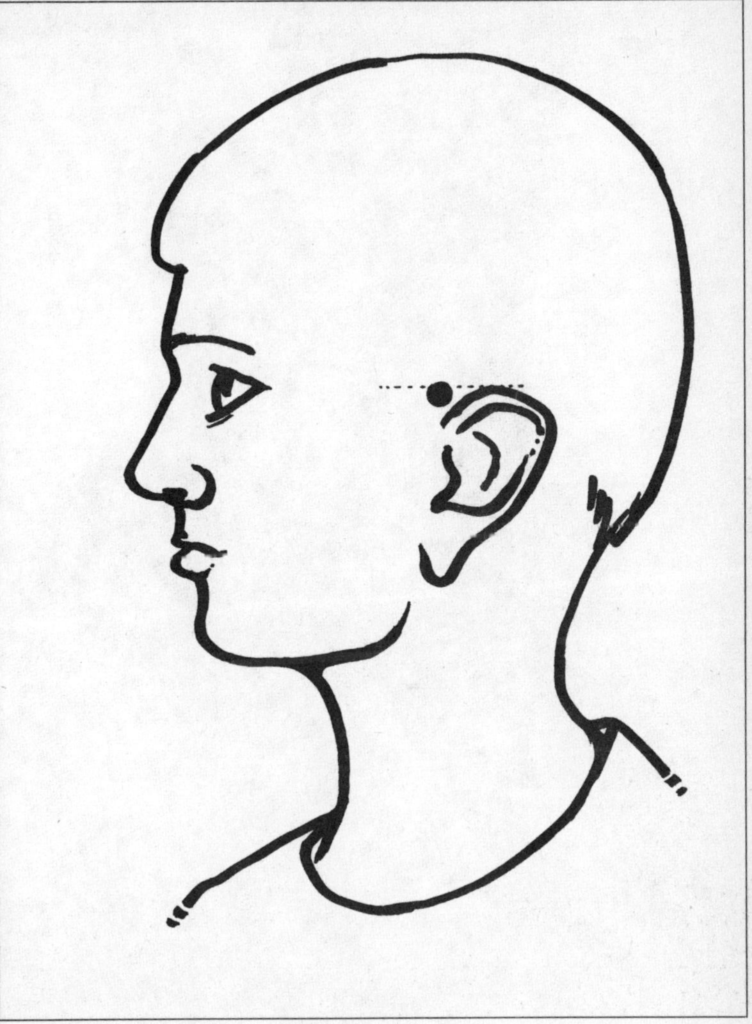

Name des Punktes:	»yün-ya«
Qualität:	Harmonisierungspunkt
Beeinflussung:	leichte Pressur; nur am betroffenen Ohr wirksam

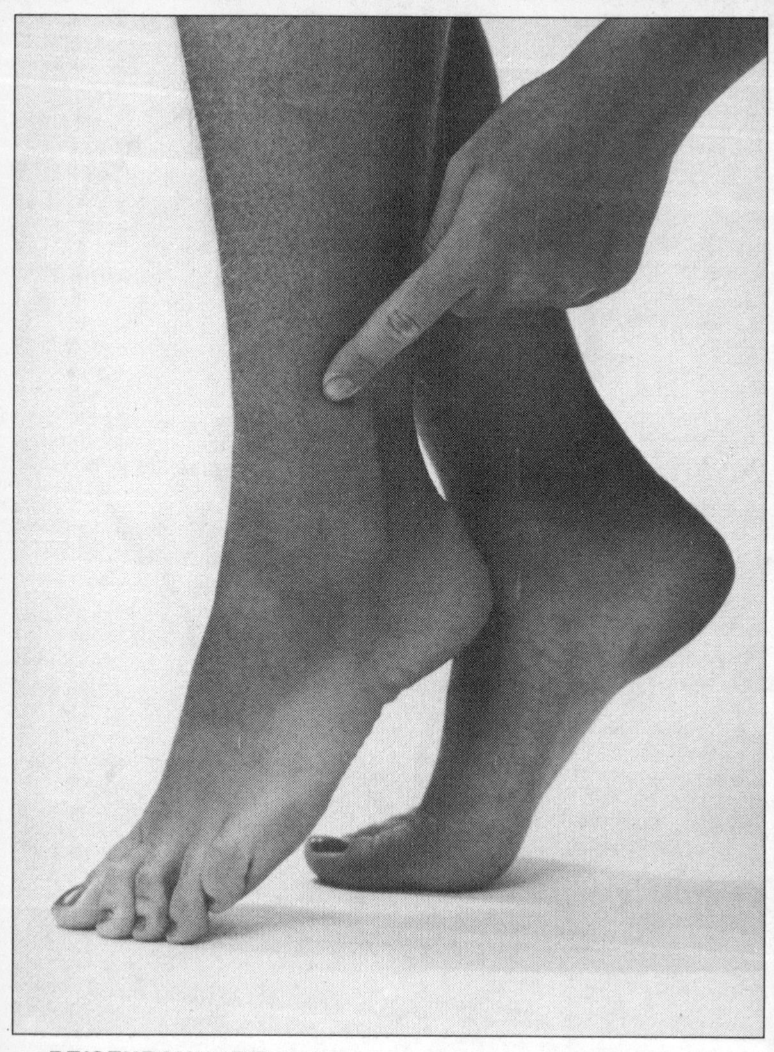

REISEKRANKHEIT

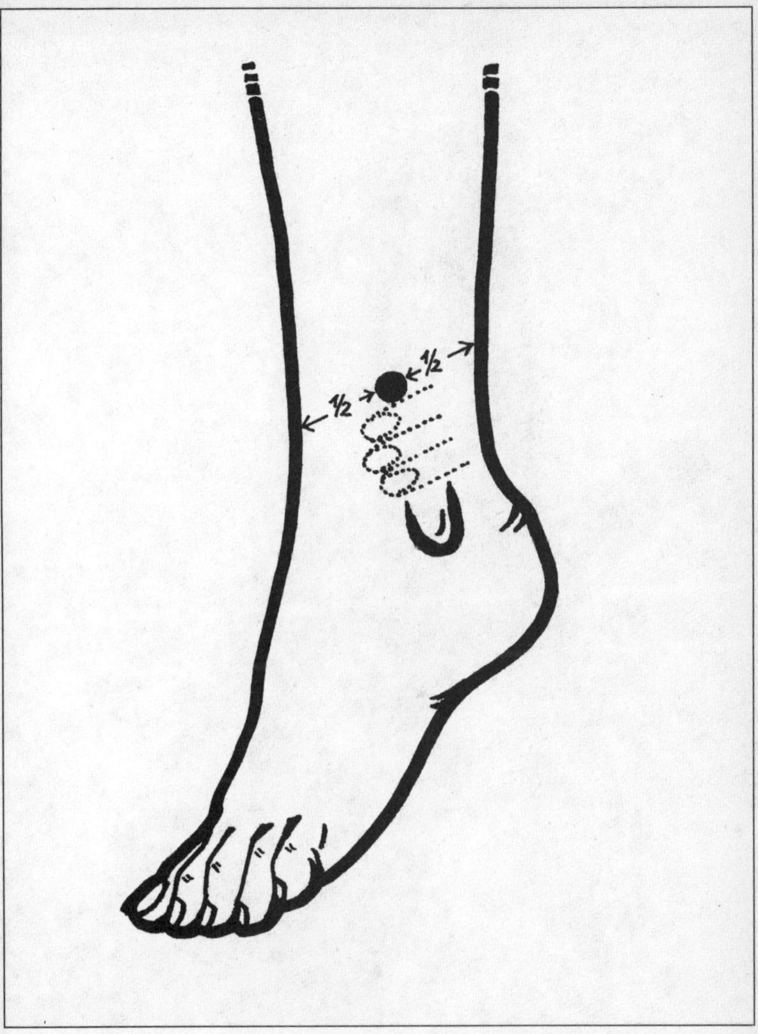

Name des Punktes: »pi-in-san«
Qualität: Anregungspunkt
Beeinflussung: mittelkräftige Akupressur; bei übergeschlagenen Beinen möglich; Wiederholung bei Bedarf

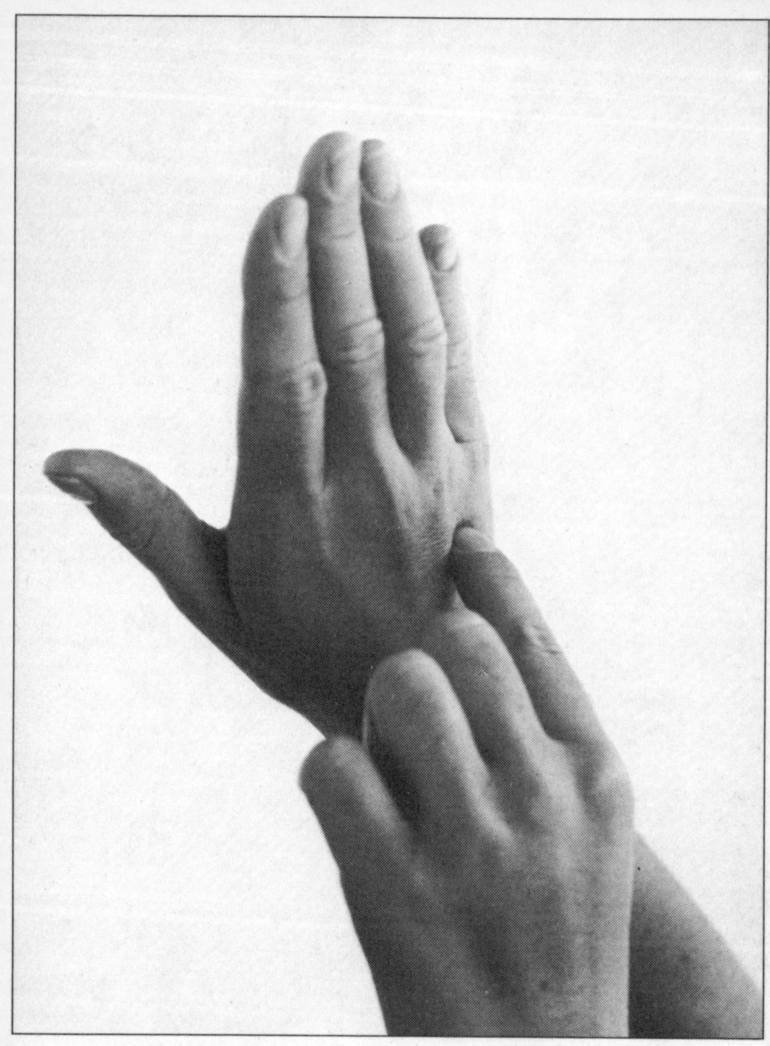

RHEUMA-SCHMERZEN

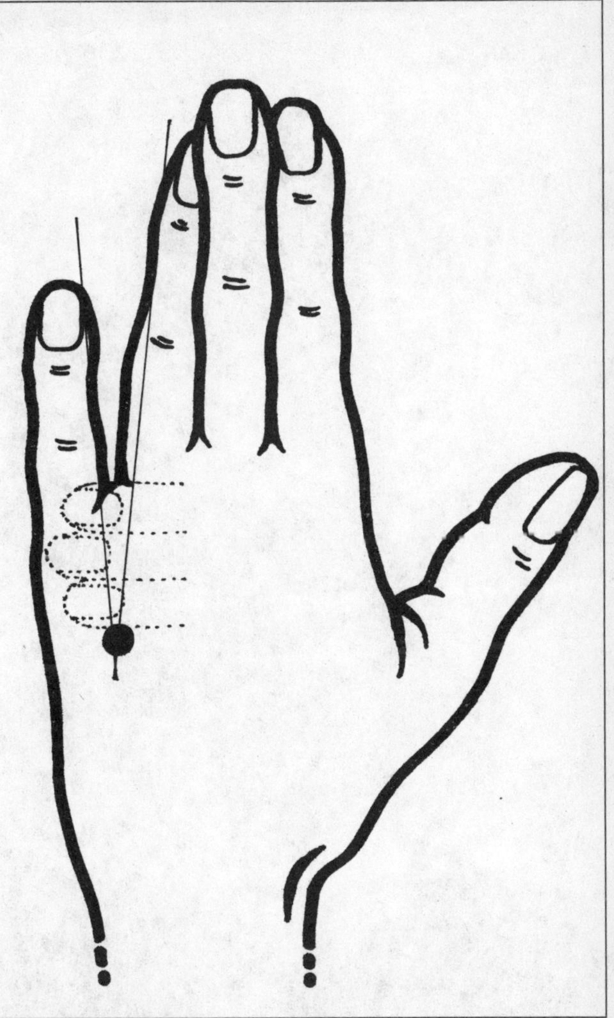

Name des Punktes:	»Dreifacher Erwärmer«
Qualität:	Beruhigungspunkt
Beeinflussung:	langdauernde (bis sieben Minuten!) leichte Akupressur; Hände dabei wechseln

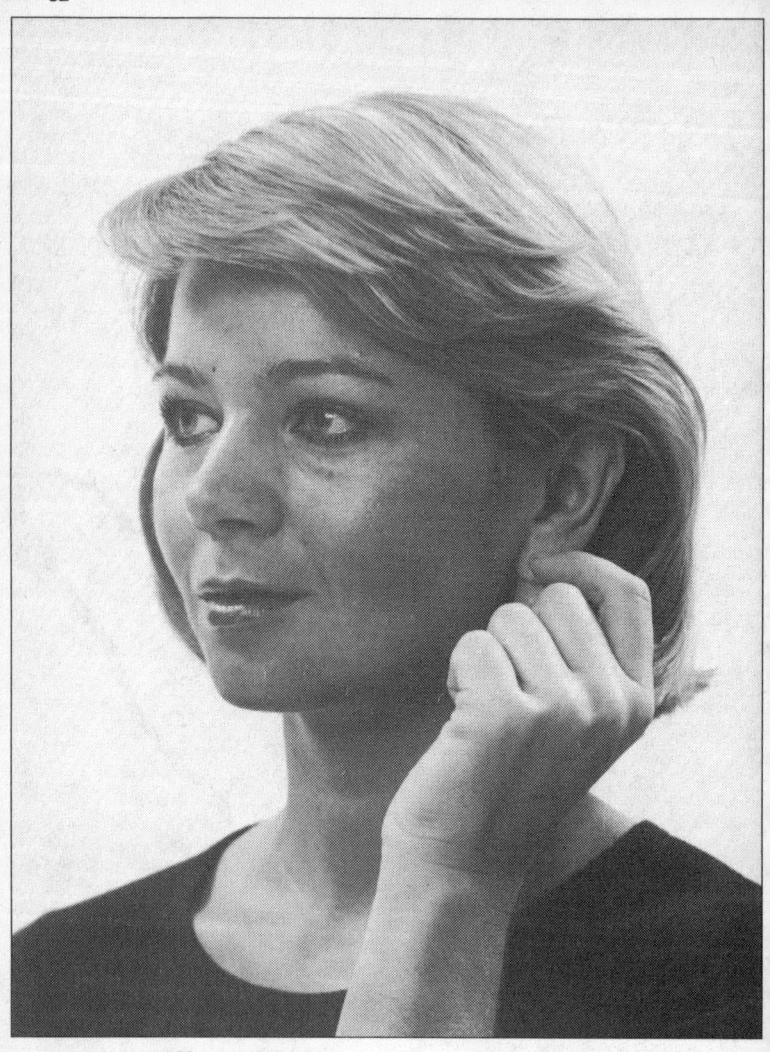

SCHLAFSTÖRUNGEN

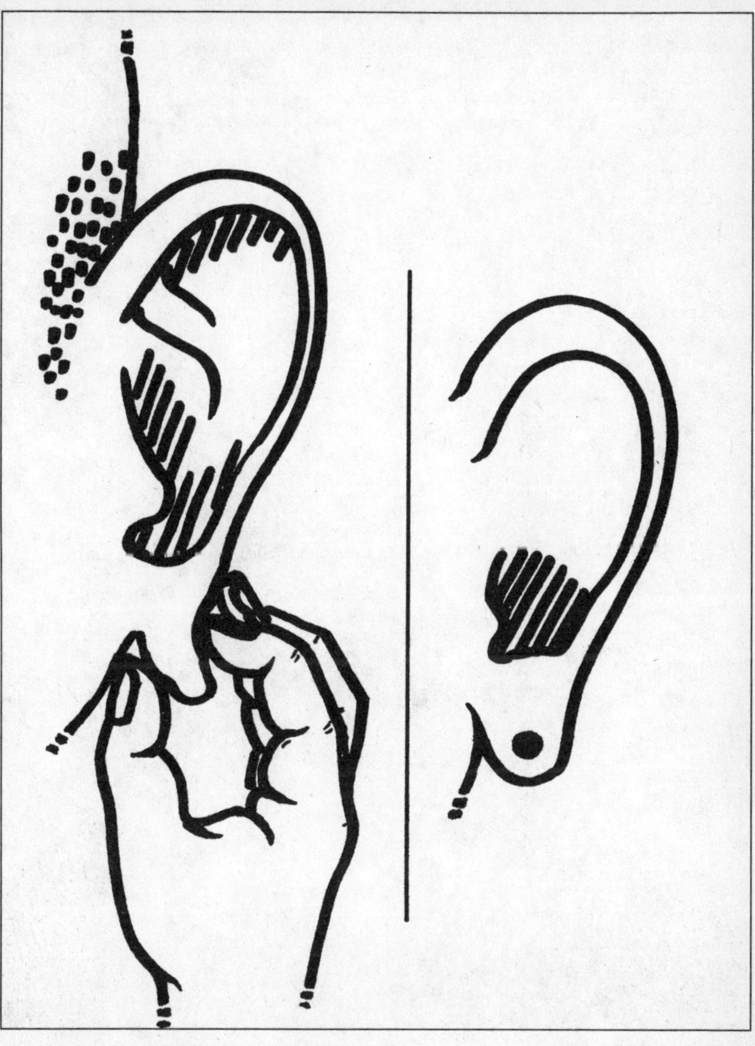

Name des Punktes:	»ha-u-san«
Qualität:	Spezial-(Harmonisierungs-)Punkt
Beeinflussung:	leichte Akupressur; rechts schneller wirkend als links; selbstverständlich nur in Ruhelage!

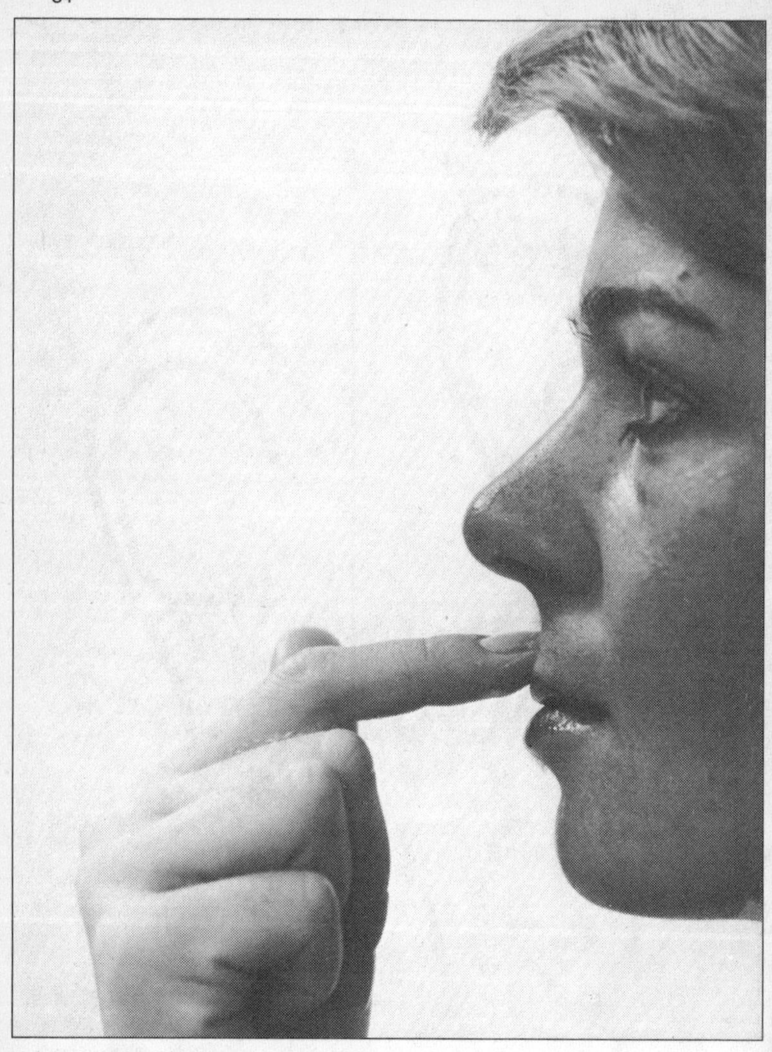

SCHMERZ (AKUT)

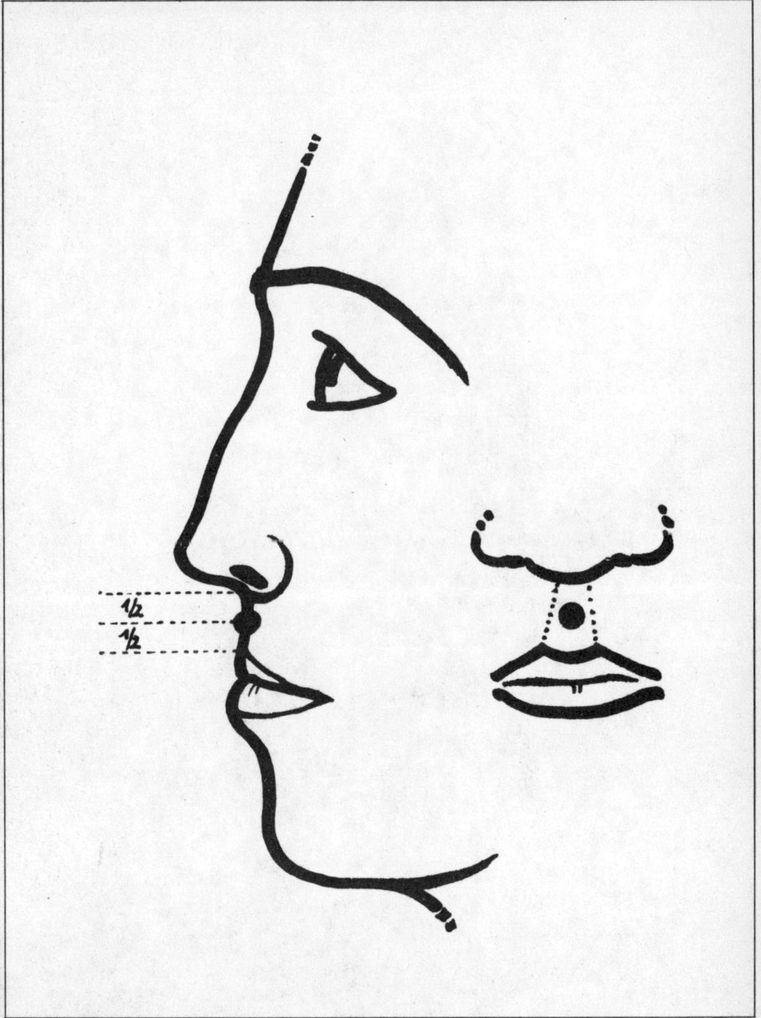

Name des Punktes: »ho-ba«
Qualität: Spezialpunkt
Beeinflussung: kräftige Akupressur mit dem Zeigefingernagel; 10-Sekunden-Rhythmus

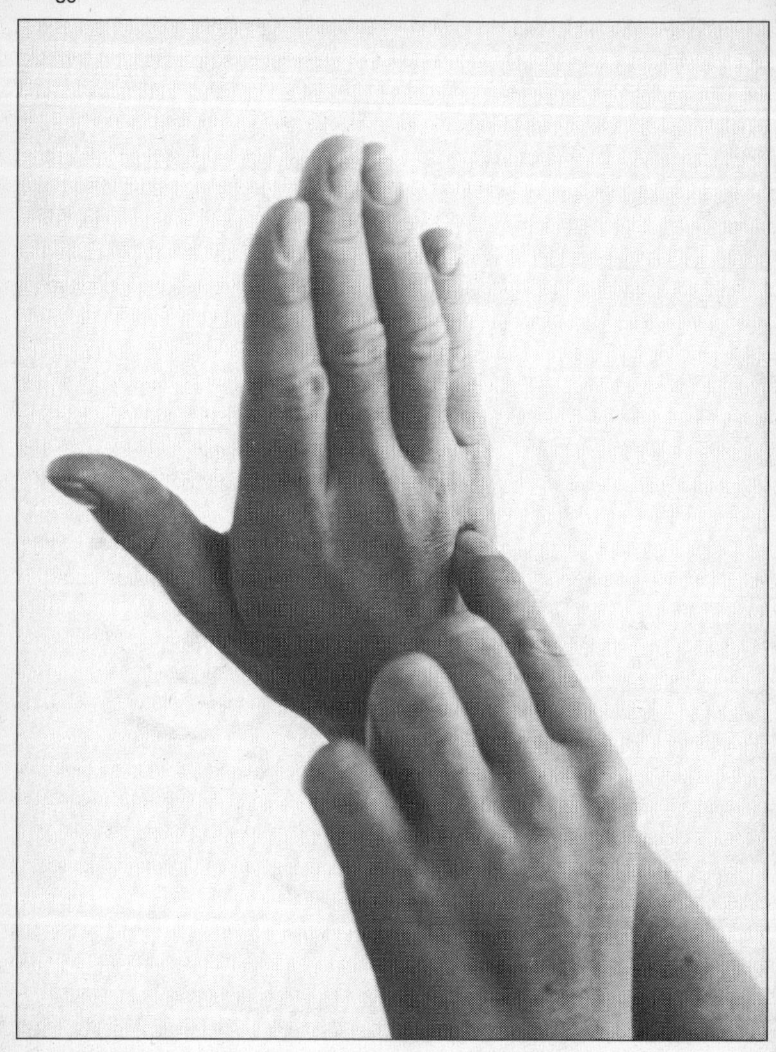

SCHMERZ (CHRONISCH)

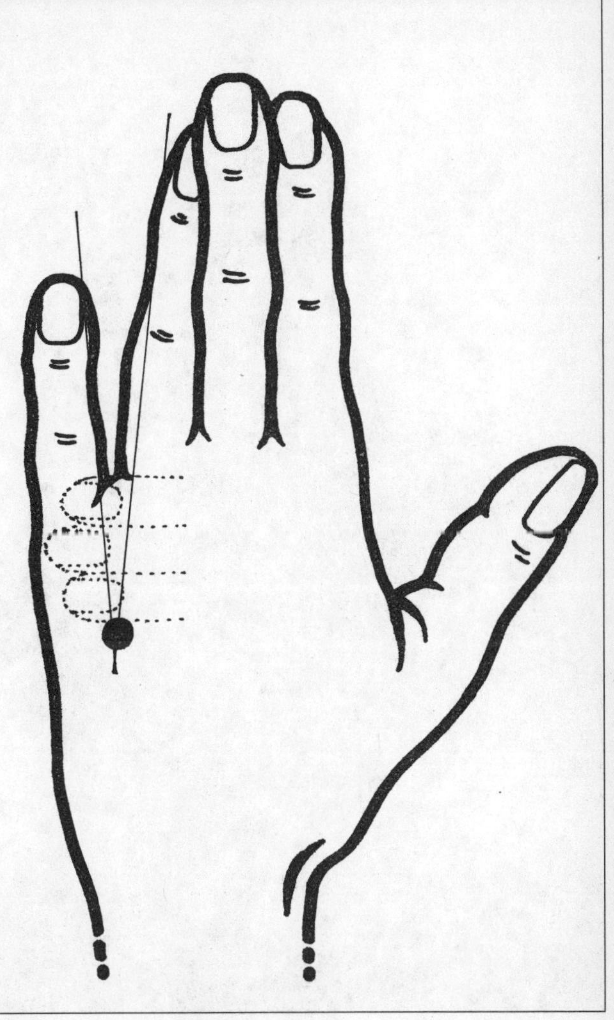

Name des Punktes:	»Dreifacher Erwärmer«
Qualität:	Beruhigungspunkt
Beeinflussung:	leichte, langdauernde Akupressur; jeweils den Punkt wählen, der auf der schmerzenden Körperseite liegt; Beachtung der Ruheregeln

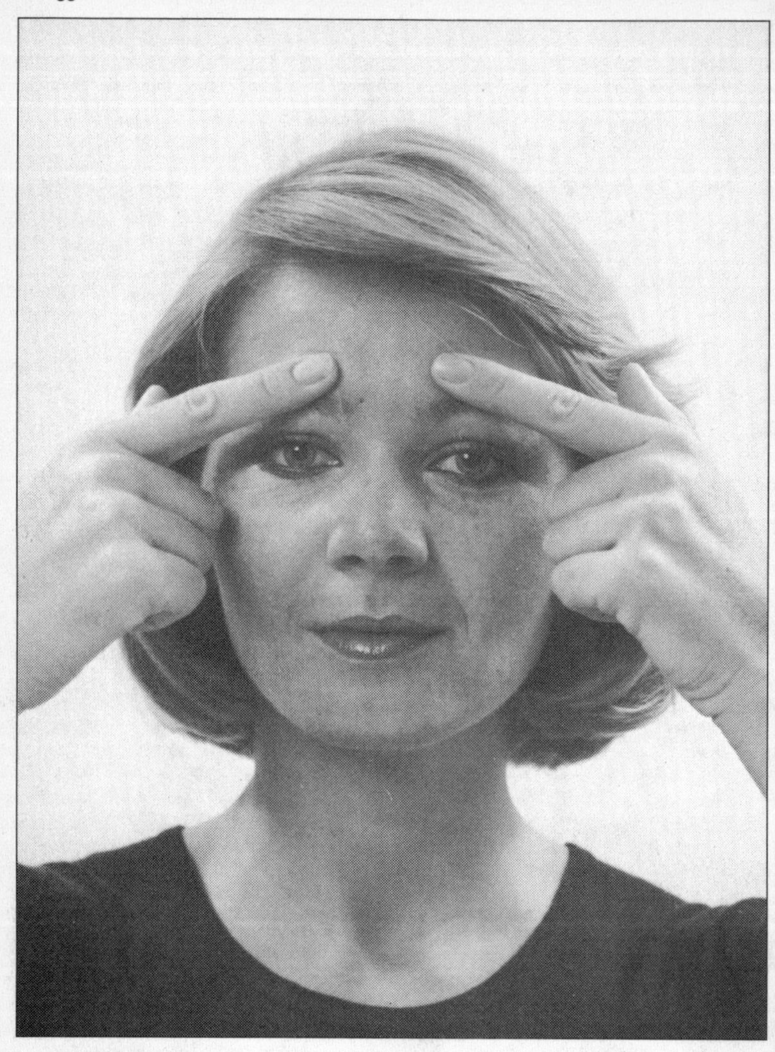

SCHNUPFEN

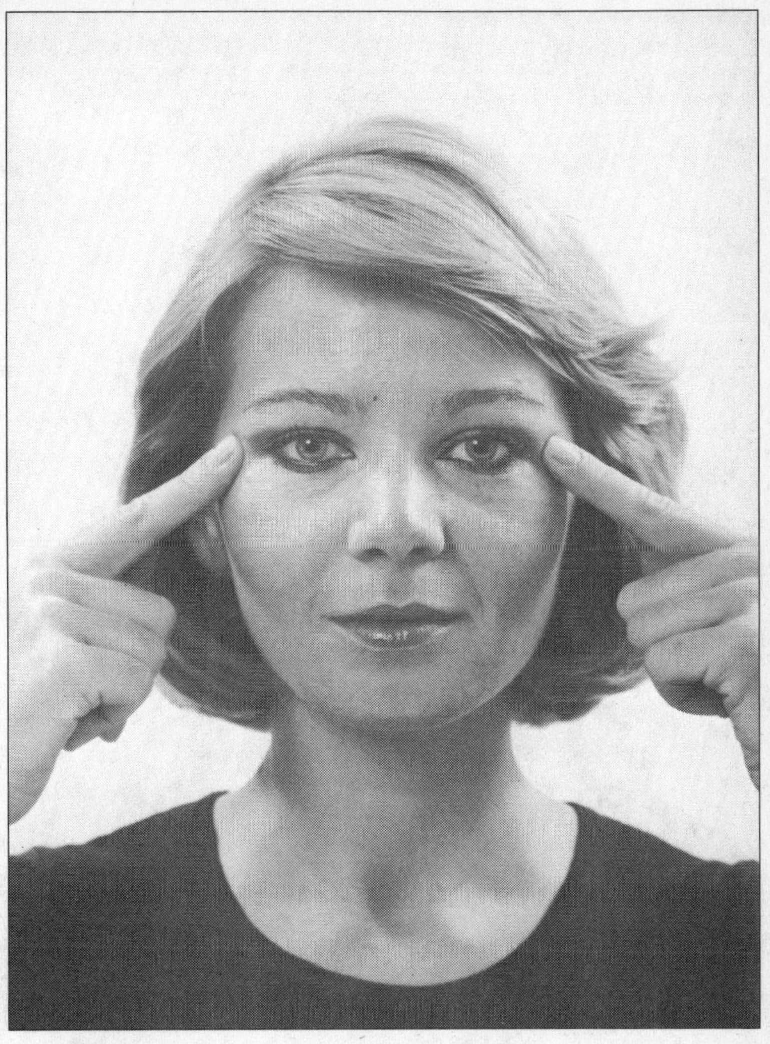

Name des Punktes:	»chi-schi« (links)	»ku-san« (rechts)
Qualität:	Harmonisierung	Anregung
Beeinflussung:	jeden Punkt, links beginnend, jeweils eine Minute leicht akupressieren; stets gleichseitig behandeln; hilft auch vorbeugend!	

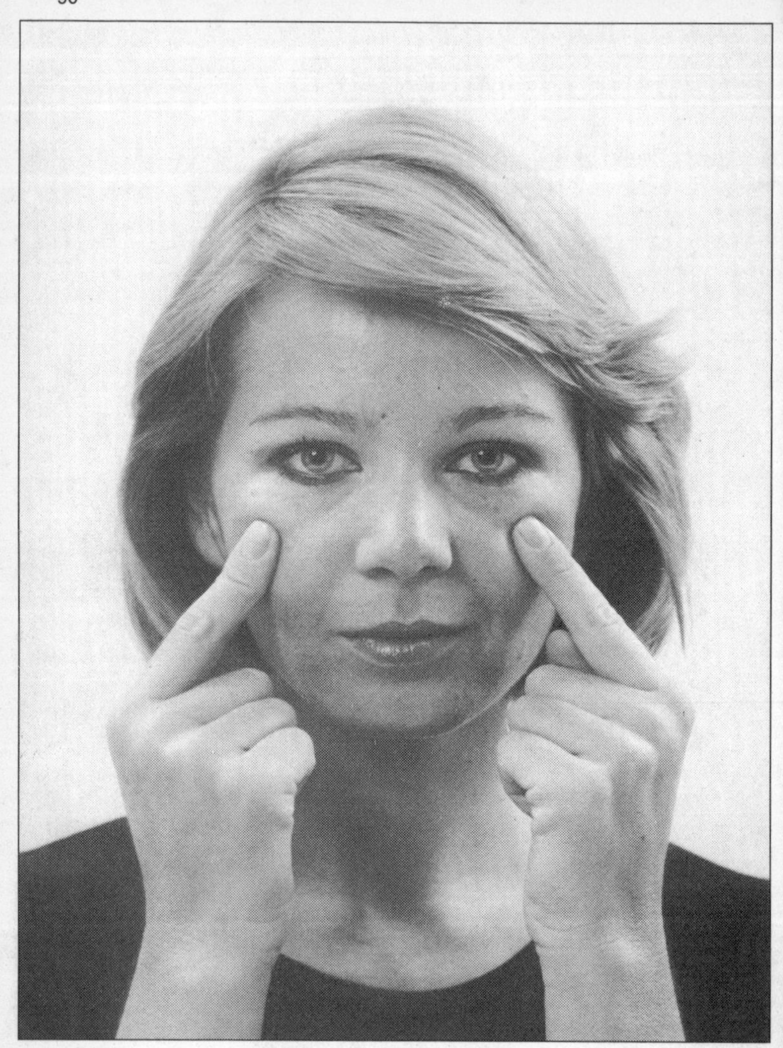

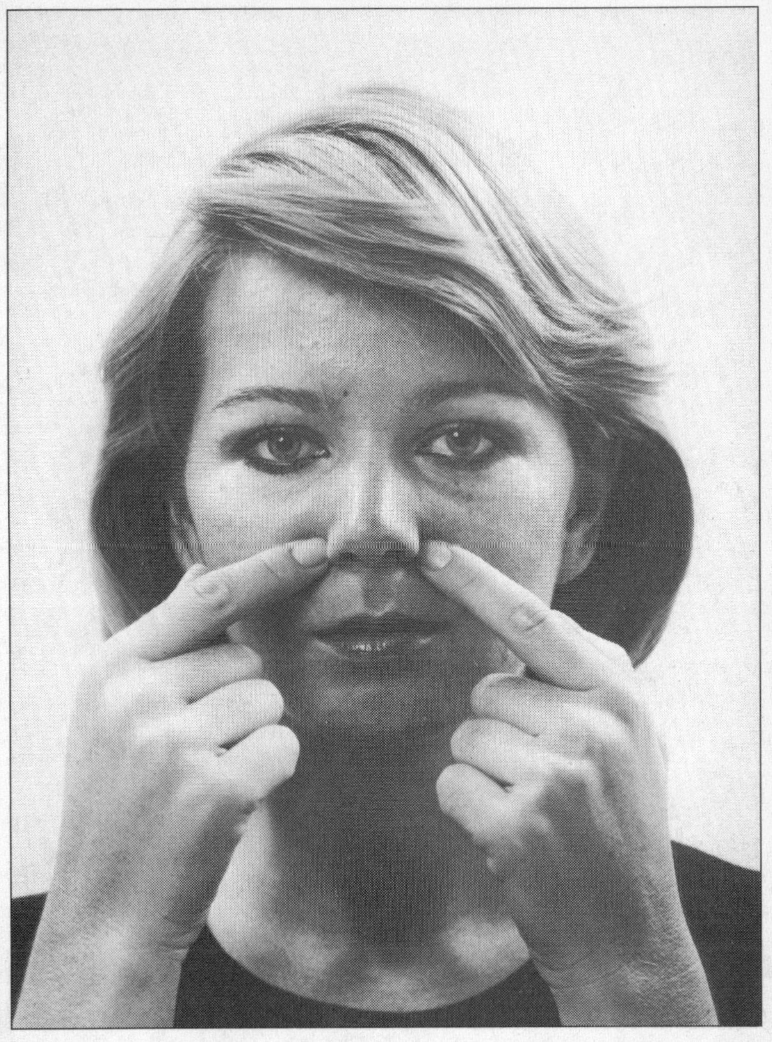

Name des Punktes:	»fu-san« (links)	»ni-schi« (rechts)
Qualität:	Beruhigung	Spezialpunkt
Beeinflussung:	jeden Punkt, links beginnend, jeweils eine Minute leicht akupressieren; stets gleichseitig behandeln; hilft auch vorbeugend!	

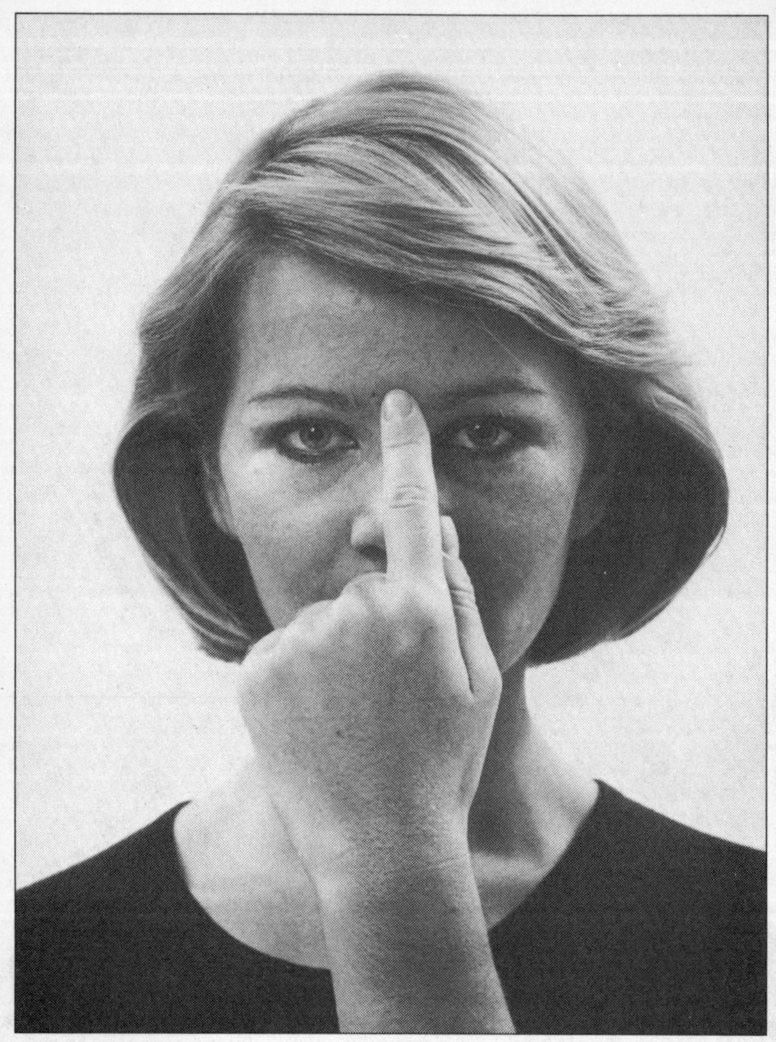

SCHWINDEL

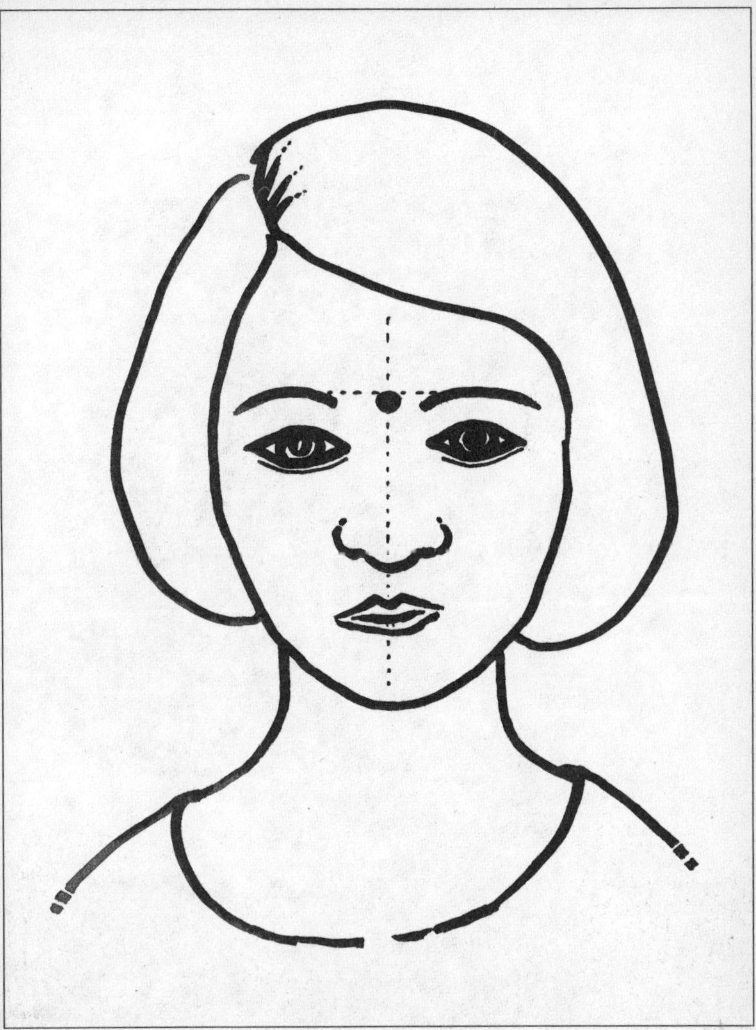

Name des Punktes:	»tsen-tsel«
Qualität:	Harmonisierungspunkt
Beeinflussung:	kräftige, kurzzeitige Akupressur; ggf. mit »wuh-te« (s. u. »Niedriger Blutdruck«) kombinieren

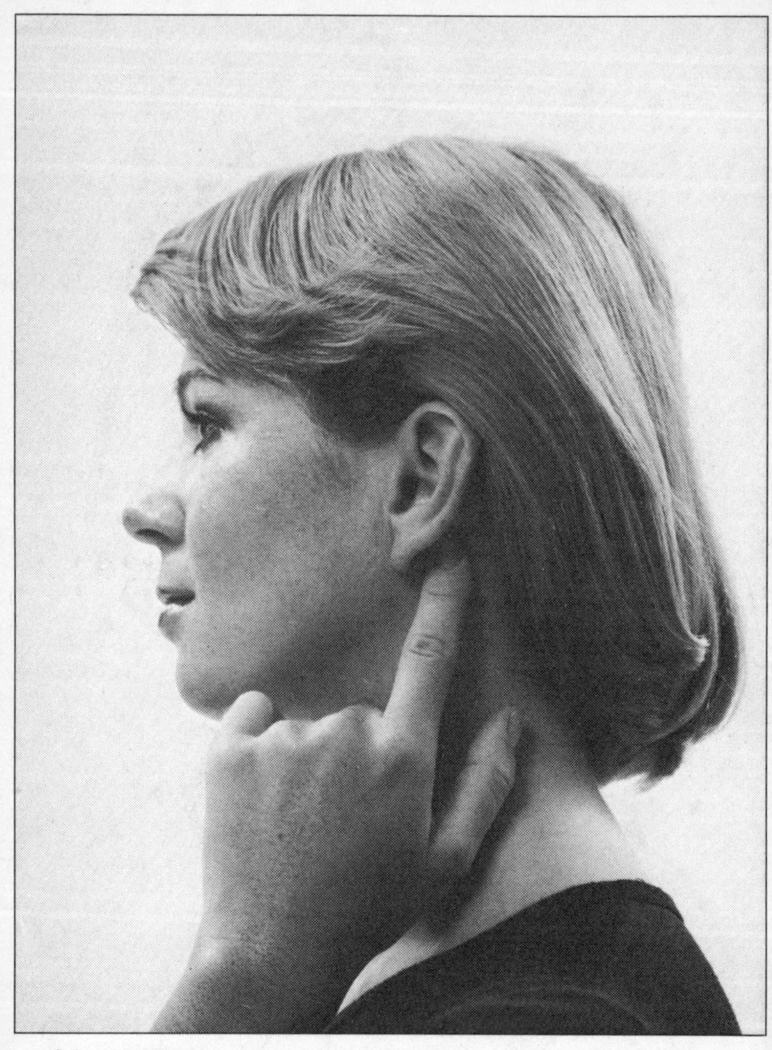

SCHWITZEN

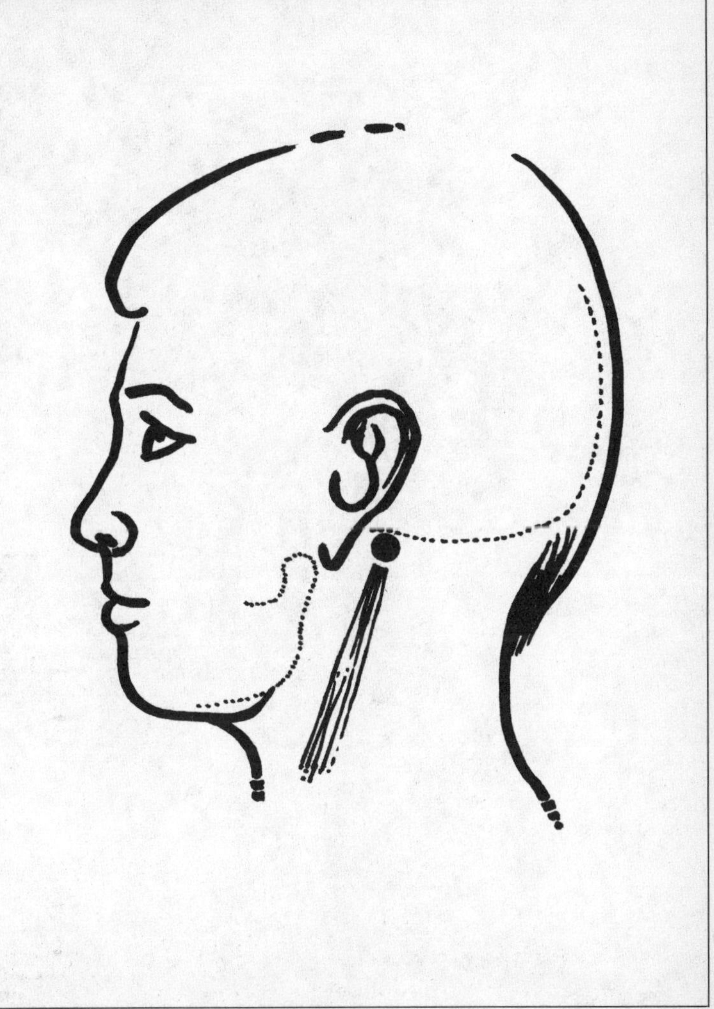

Name des Punktes:	»bru-mae«
Qualität:	Spezialpunkt
Beeinflussung:	leichte Akupressur; Dauer: bis zu drei Minuten; rechts schneller wirksam, links länger vorhaltend

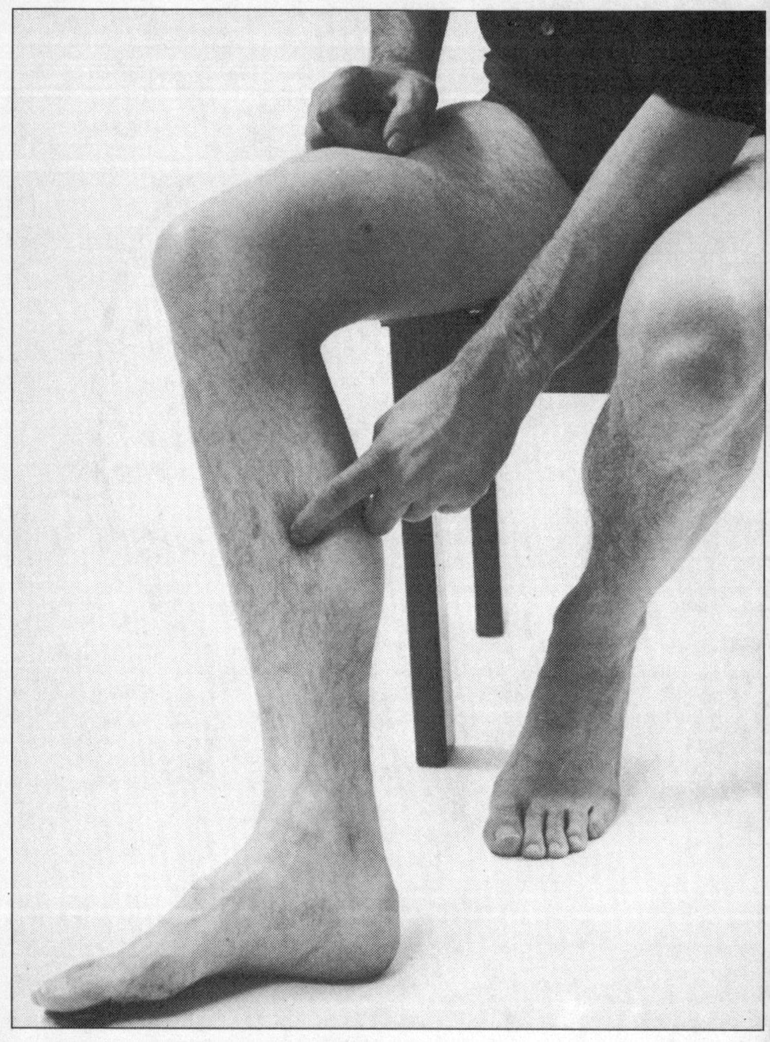

SEXUALSTÖRUNGEN MÄNNLICH: ERΕKTIONSSCHWÄCHE

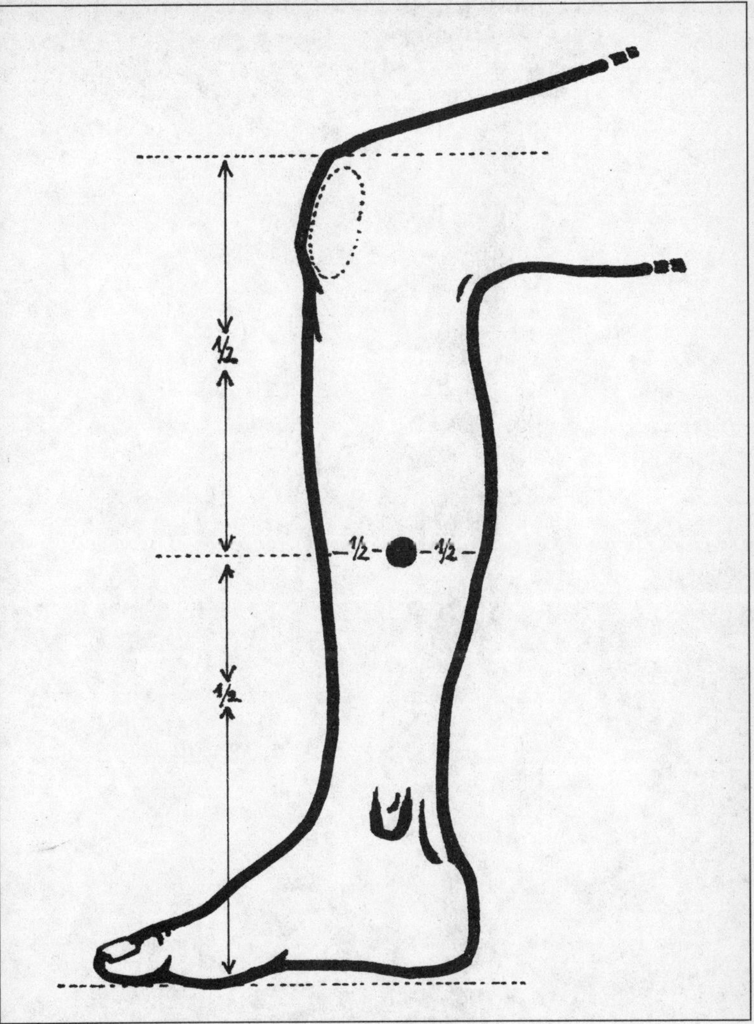

Name des Punktes: »lo-si-mue«
Qualität: Spezialpunkt
Beeinflussung: leichte Pressur; Partnertherapie erwünscht; Einhaltung der Ruhelage erforderlich

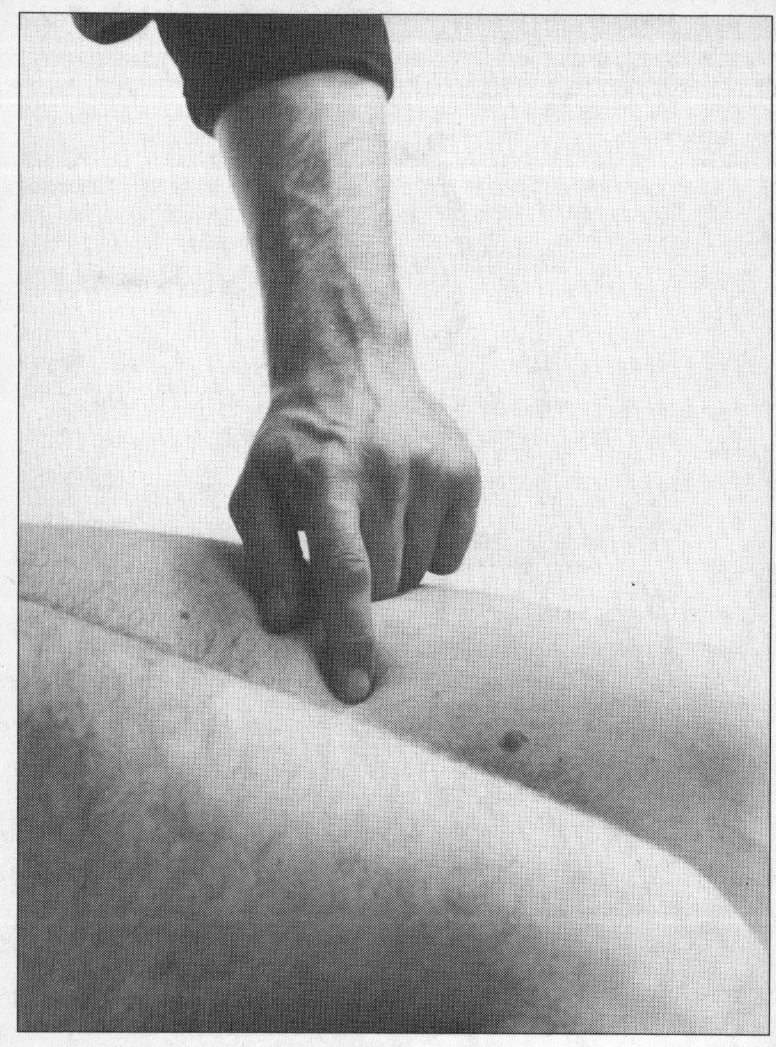

SEXUALSTÖRUNGEN MÄNNLICH: IMPOTENZ

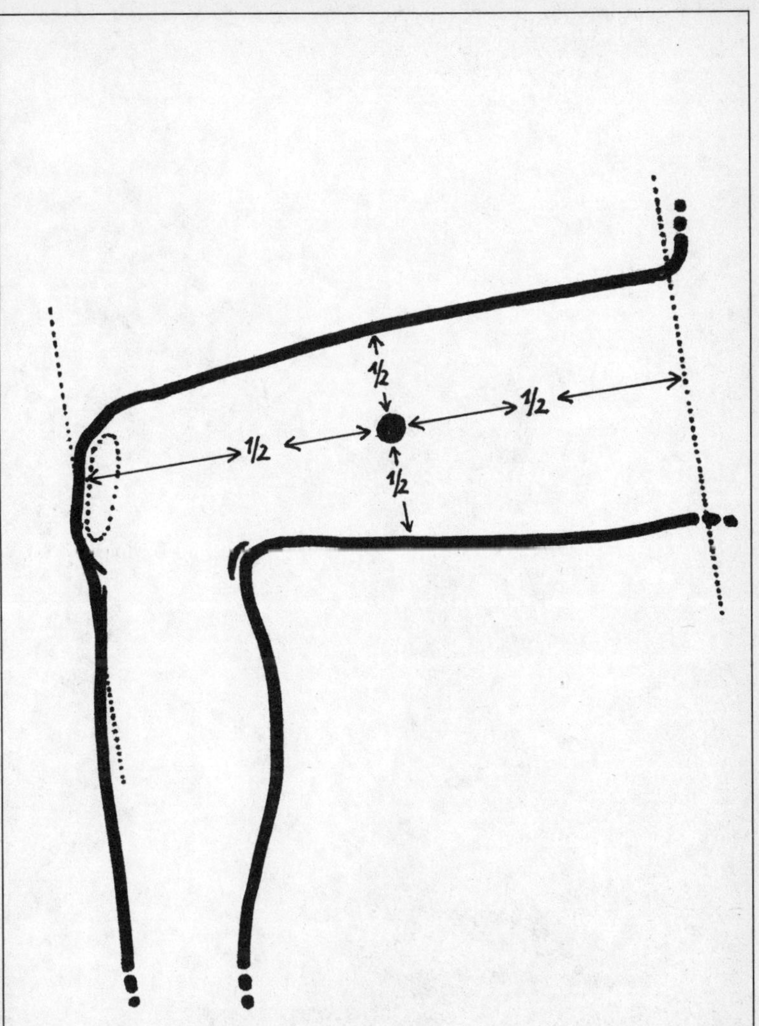

Name des Punktes: »cli-be«
Qualität: Spezialpunkt
Beeinflussung: Wechsel zwischen leichter und kräftiger Pressur; Partnertherapie erwünscht; Ruhelage erforderlich

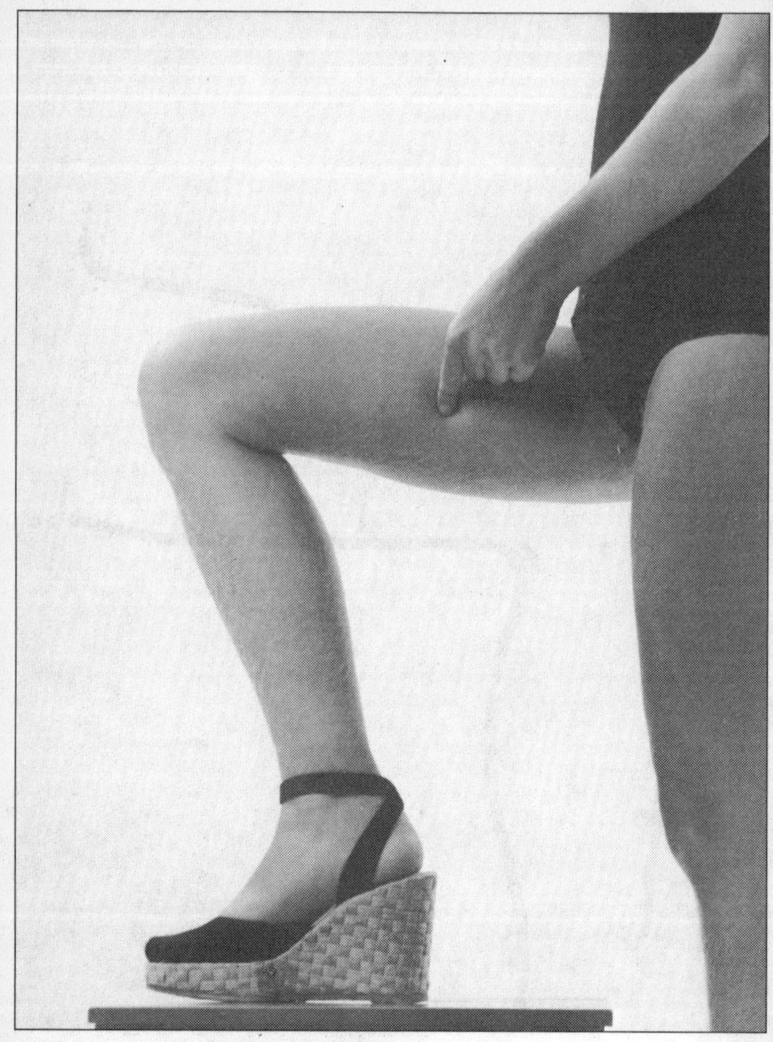

SEXUALSTÖRUNGEN WEIBLICH: FRIGIDITÄT (GEFÜHLSKÄLTE)

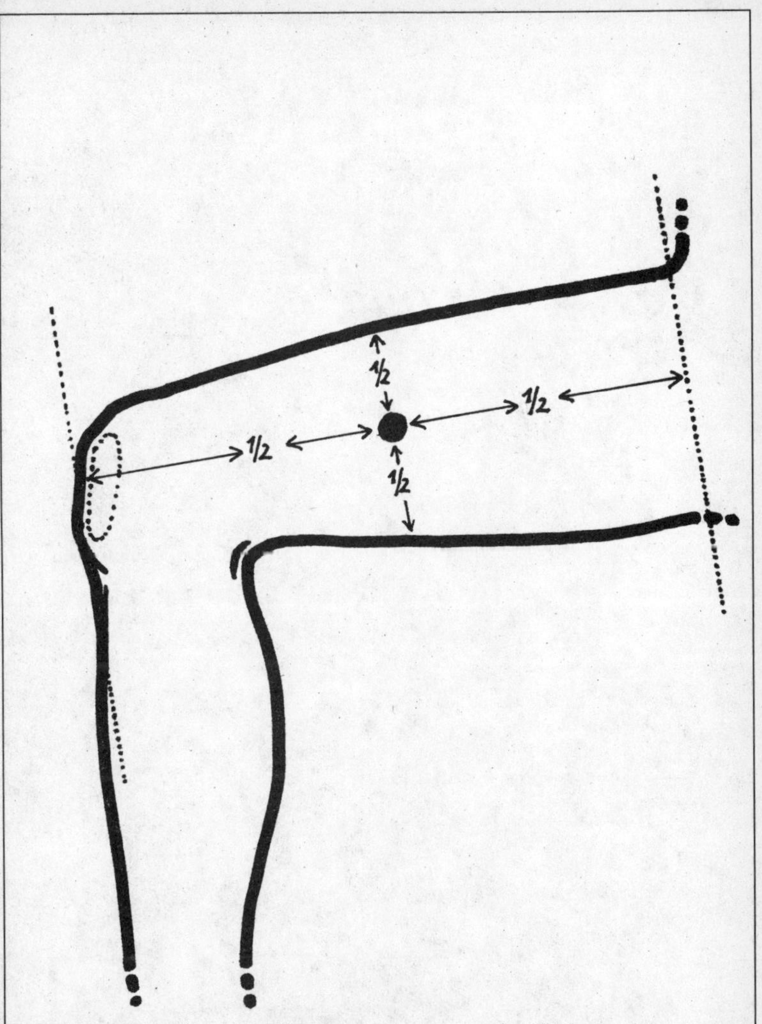

Name des Punktes: »cli-be«
Qualität: Spezialpunkt
Beeinflussung: Wechsel zwischen leichter und kräftiger Pressur; Partnertherapie erwünscht; Ruhelage erforderlich

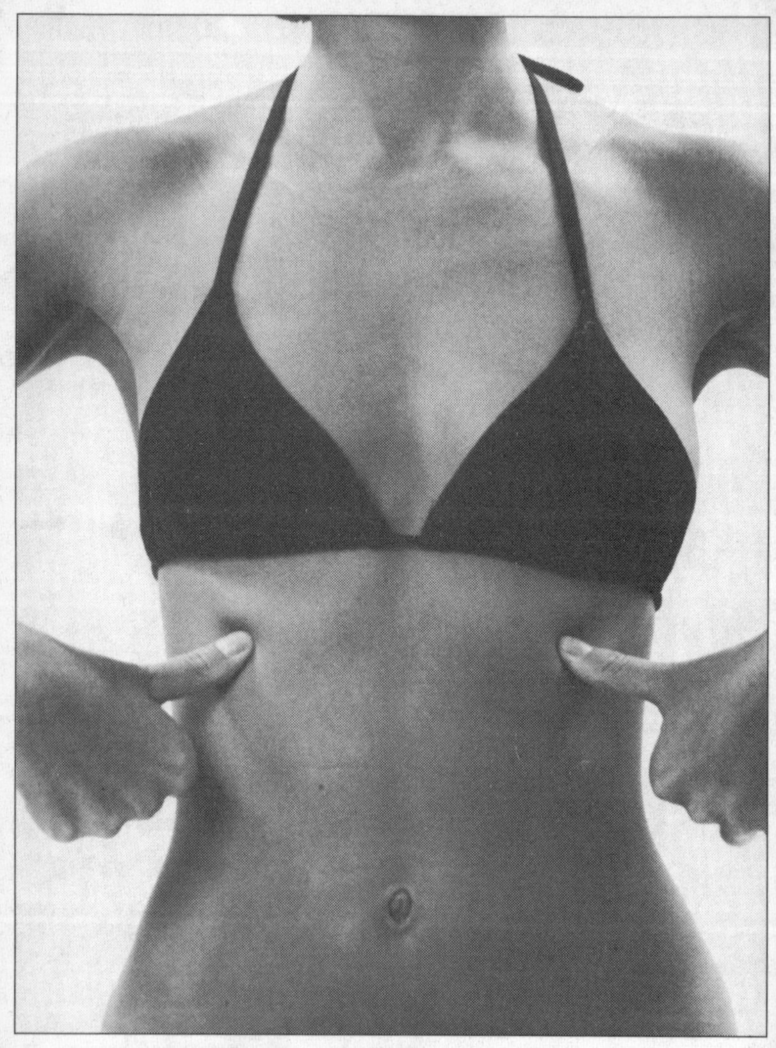

SEXUALSTÖRUNGEN WEIBLICH: SCHEIDENKRAMPF (VAGINISMUS)

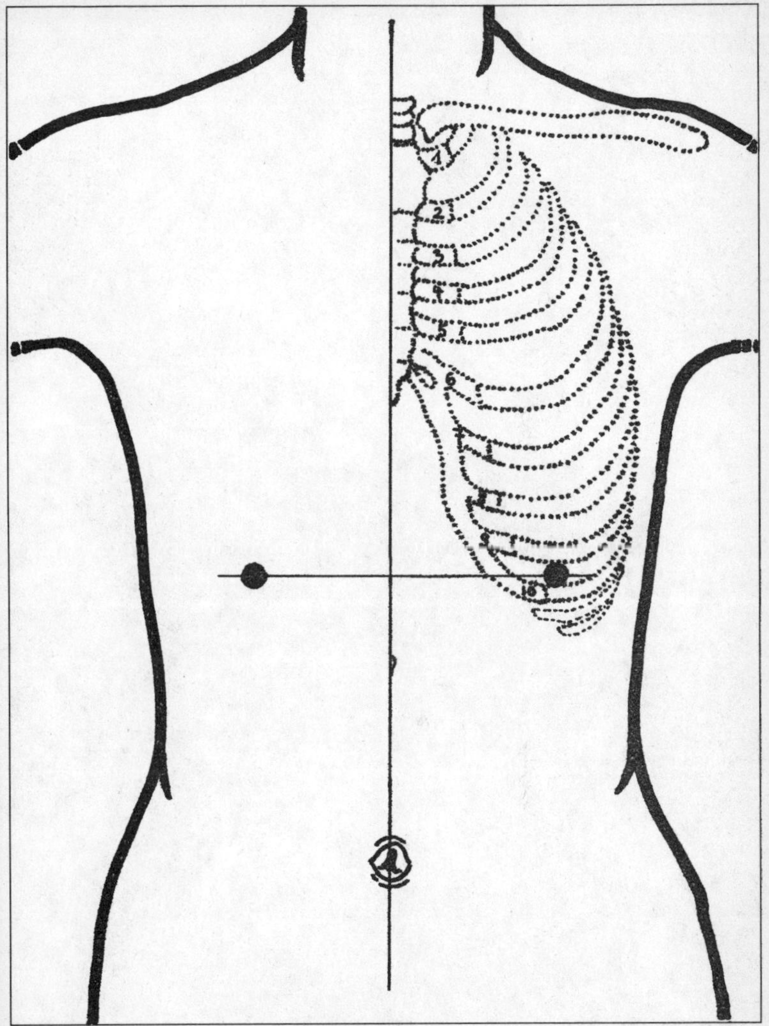

Name des Punktes: »tu-li«
Qualität: Symmetrische Anregungspunkte
Beeinflussung: leichte Akupressur; Dauer beliebig; Ruhelage

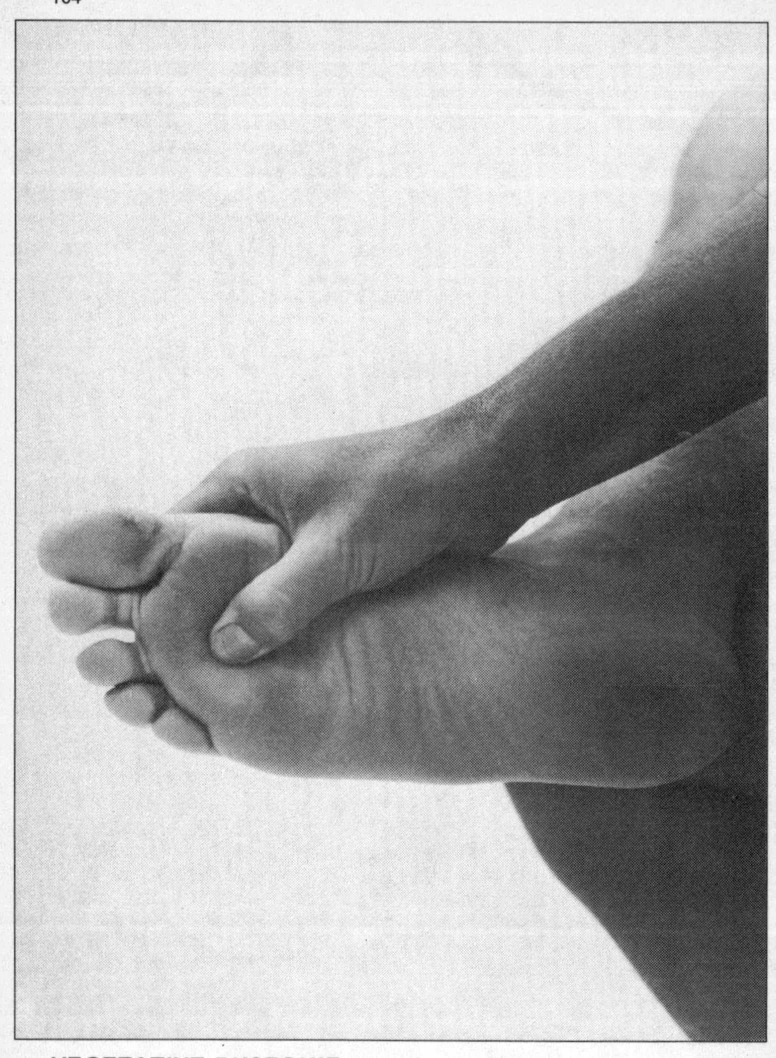

VEGETATIVE DYSTONIE

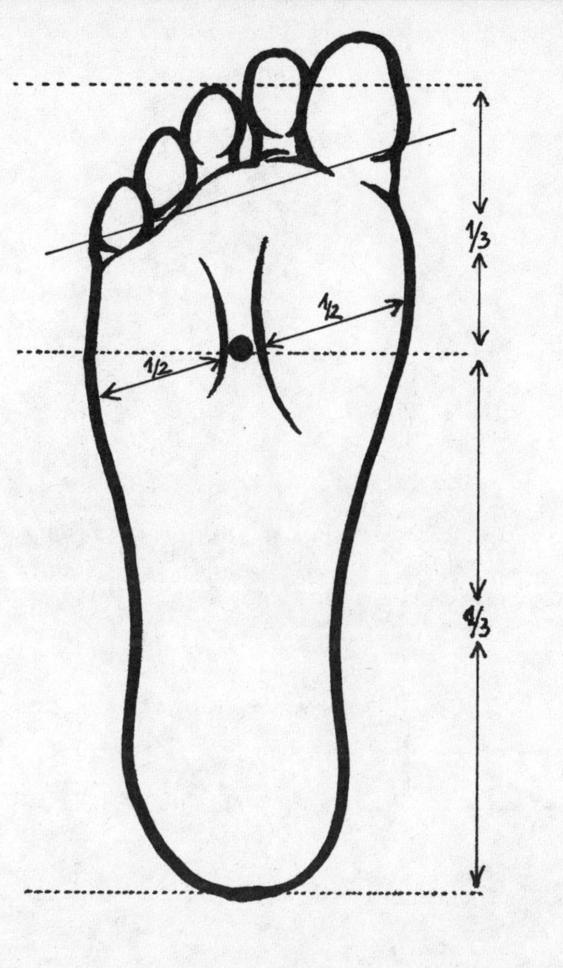

Name des Punktes: »ha-aou-ha«
Qualität: Spezialpunkt
Beeinflussung: mittelkräftige Akupressur morgens und abends über längere Perioden; zusätzliche Flüssigkeitsbeschränkung (s. u. »Durst«) günstig

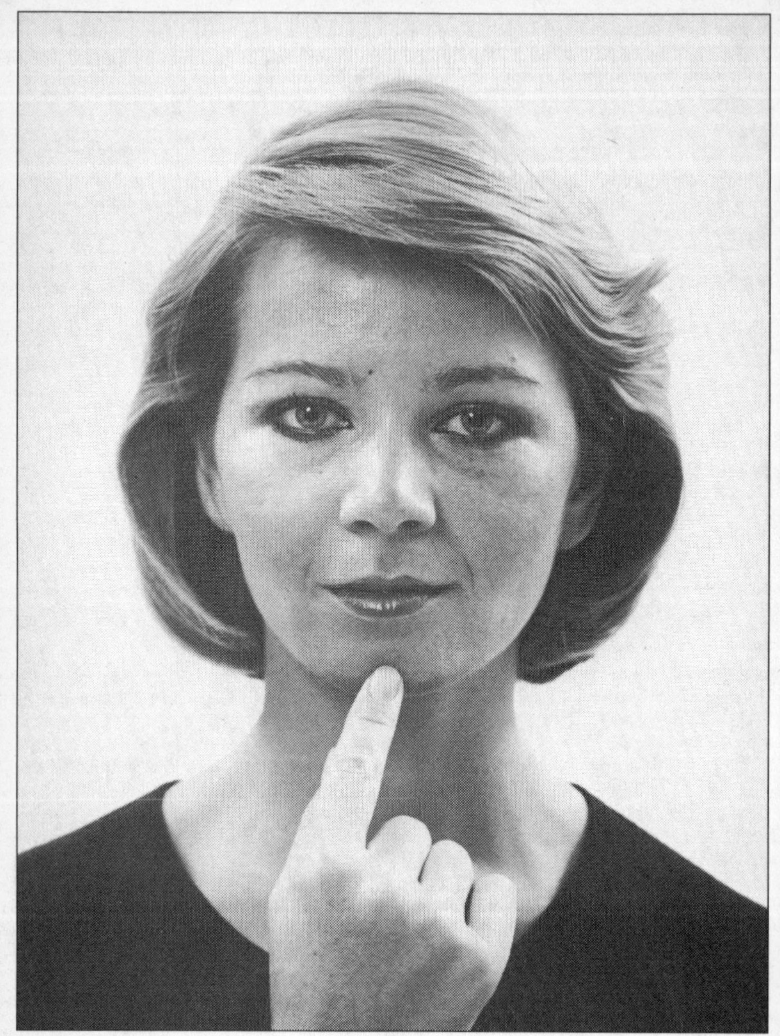

WECHSELJAHR-BESCHWERDEN

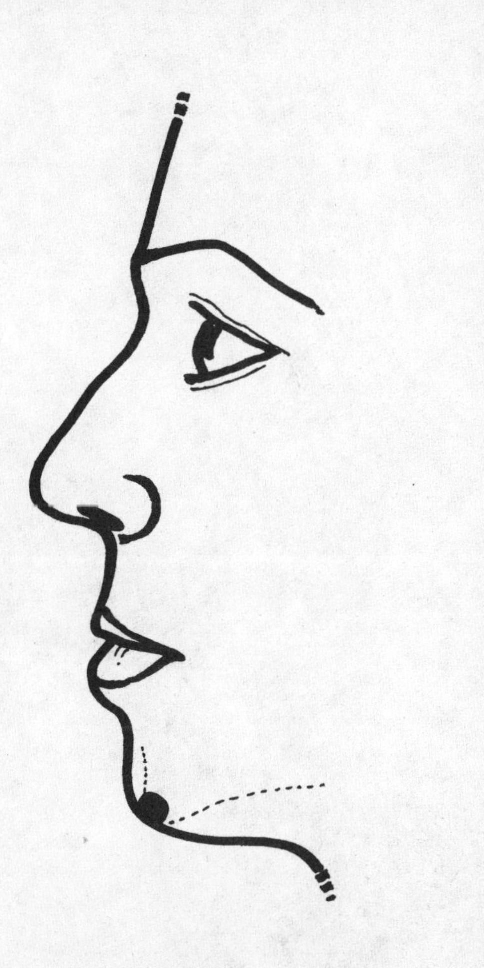

Name des Punktes:	»ta-neal« oder »jen-mai«
Qualität:	Harmonisierungspunkt
Beeinflussung:	leichte Akupressur; regelmäßig morgens und bei Bedarf; Einhaltung der Ruheregeln

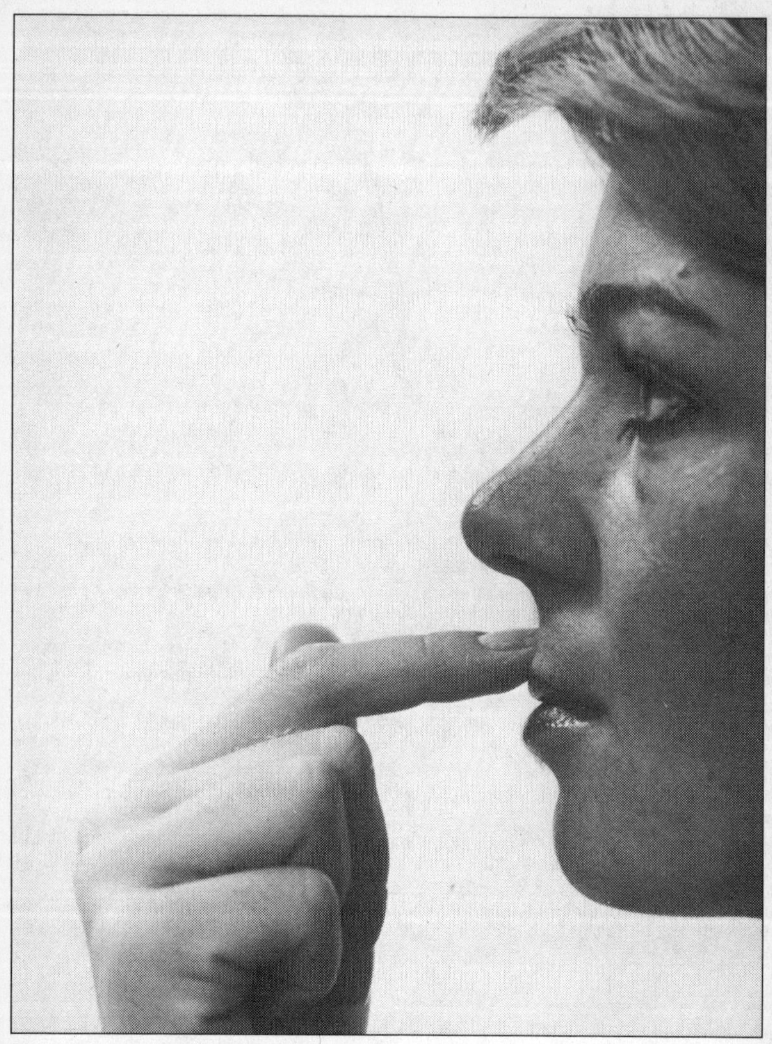

ZAHNSCHMERZEN

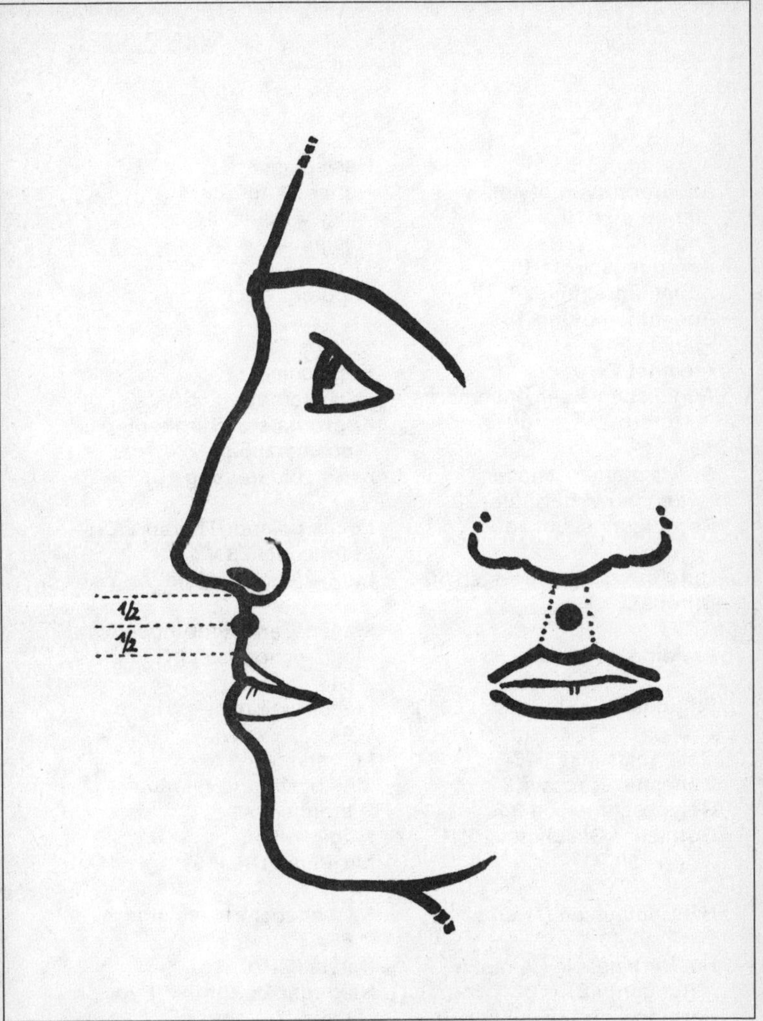

Name des Punktes:	»ho-ba«
Qualität:	Spezialpunkt
Beeinflussung:	kräftige Akupressur mit dem Zeigefingernagel; 10-Sekunden-Rhythmus

Register

Biomedizin – die natürliche Alternative.

Maximilian Alexander
Eugen Zoubek

Schmerzfrei durch Biomedizin

Neue Naturheilmethoden

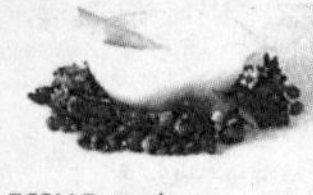

ECON Ratgeber

Alexander, Maximilian
Zoubek, Eugen
Schmerzfrei durch Biomedizin
– Neue Naturheilmethoden –
144 Seiten, 11,5 x 18 cm
DM 6,80
ISBN 3-612-20000-3
ETB 20000

Das Buch

Akute und chronische Schmerzzustände sind das Schicksal vieler Menschen und können oft einen Lebensweg beeinflussen und prägen. Die Biomedizin bietet eine natürliche Alternative zu den herkömmlichen Schmerzmitteln. Wirksame Präparate, auf rein biologischer Basis hergestellt, helfen Schmerzen ohne schädliche Nebenwirkungen überwinden, mobilisieren Eigenkräfte und setzten einen natürlichen Heilungsprozeß in Gang. Anhand zahlreicher Praxisbeispiele zeigen die Autoren, mit welchen Mitteln der modernen Naturmedizin der Mensch Krankheiten und Schmerzen vorbeugen und sich selbst erfolgreich behandeln kann.

Die Autoren

Maximilian Alexander arbeitet seit vielen Jahren als freier Journalist und Schriftsteller. Seine Spezialgebiete sind Medizin und Naturheilkunde.
Eugen Zoubek ist Homöopath und Arzt.

Mehr Spaß am Lernen – Mehr Zeit zum Spielen.

Günther Beyer

So lernen Schüler leichter

Gedächtnis- und Konzentrationstraining

ECON Ratgeber

Beyer, Günther
So lernen Schüler leichter
– Gedächtnis- und Konzentrationstraining –
128 Seiten, 50 Grafiken
11,5 x 18 cm
DM 6.80
ISBN 3-612-20001-1
ETB 20001

Das Buch

Mangelhafte Konzentrationsfähigkeit und schlechtes Gedächtnis sind oft die Ursachen für ungenügende Leistungen in der Schule. Dieses Buch schafft Abhilfe: Kinder zwischen 8 und 15 Jahren erfahren, wie sie mit einfachen Lerntechniken ihr Gedächtnis schulen und ihre Konzentrationsfähigkeit erhöhen können, um besser zu werden, Spaß am schnellen Lernen zu finden und damit mehr Zeit zum Spielen zu haben.
Übungen und Kontrolltests helfen, Können und Leistungen zu steigern.

Der Autor

Günther Beyer ist Gründer des Eltern-Schüler-Förderkreises Nordrhein-Westfalen. Er leitet ein eigenes Institut für Creatives Lernen.
Im ECON-Verlag erschienen seine Ratgeber 'Creatives Lernen', 'Gedächtnis- und Konzentrationstraining' und 'Superwissen durch Alpha-Training'.

Das Standardwerk der biologischen Küche.

Helma Danner

Biologisch kochen und backen

Das Rezeptbuch der natürlichen Ernährung

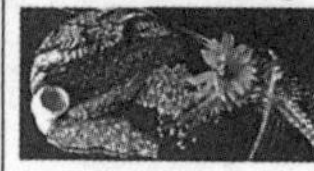

ECON Ratgeber

Danner, Helma
Biologisch kochen und backen
– Das Rezeptbuch der natürlichen Ernährung –
288 Seiten, 30 Zeichn.
11,5 x 18 cm
DM 14,80
ISBN 3-612-20003-8
ETB 20003

Das Buch

Natürliche Ernährung ist nicht nur gesund, sondern auch wohlschmekkend, durch sie können Krankheiten geheilt, gelindert und verhindert werden: Karies, Paradontose, Erkrankung des Bewegungsapparates, Zukkerkrankheit, Leber-, Gallen-, Nierenerkrankungen, Beschwerden der Verdauungsorgane, Gefäßerkrankungen u. v. a. m. Naturbelassene Ernährung bringt dem Menschen neuen Schwung, Elastizität, Ausdauer und hohe Konzentrationsfähigkeit, sie erhält ihn gesund und schlank.
Die Rezepte in diesem Buch sind praxiserprobt.

Die Autorin

Helma Danner ist Gesundheitsberaterin. Sie beschäftigt sich seit vielen Jahren mit der wissenschaftlichen- und Laienliteratur auf dem Ernährungssektor, mit neuesten und alten Gesundheits- und Kochbüchern.

Mit autogenem Training zu innerer Harmonie.

Gisela Eberlein

Autogenes Training mit Kindern

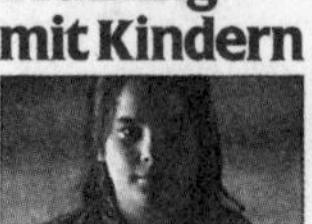

ECON Ratgeber

Eberlein, Gisela
Autogenes Training mit Kindern
112 Seiten
11,5 x 18 cm
DM 6,80
ISBN 3-612-20004-6
ETB 20004

Das Buch

Viele Kinder sind nervös, aufgeregt, schlafen schlecht, sind kontaktarm, inaktiv, unkonzentriert und ängstlich. Durch autogenes Training können diese Störungen behoben werden. Autogenes Training bringt Spannung und Entspannung, fördert Aktivität und Kreativität und hilft den Kindern, selbstsicher, mutig und frei zu werden. Dies Buch zeigt, wie Kinder autogenes Training unter Anwendung von Märchen erlernen und durchführen können und wie die Autorin selbst mit Kindern autogenes Training erfolgreich ausübte.

Die Autorin

Dr. med. Gisela Eberlein lehrt in eigener Praxis, in Seminaren und Arbeitsgemeinschaften autogenes Training. Sie wurde ausgezeichnet mit dem 'Hufeland-Preis' für vorbeugende Gesundheitspflege.